构建新时期荣军支持网络的全心服务模式

—— 广东省第一荣军医院社会工作服务经验分享

贺立平　李树红　等著

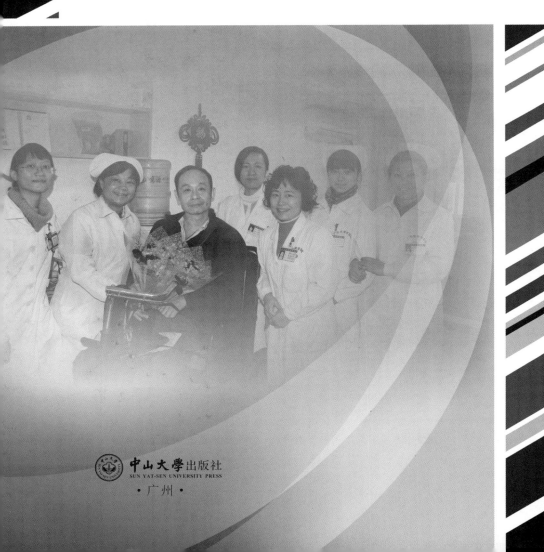

中山大学出版社
SUN YAT-SEN UNIVERSITY PRESS
·广州·

版权所有　翻印必究

图书在版编目（CIP）数据

构建新时期荣军支持网络的全心服务模式：广东省第一荣军医院社会工作服务经验分享/贺立平，李树红等著. —广州：中山大学出版社，2017.7

ISBN 978 - 7 - 306 - 06039 - 6

Ⅰ. ①构… Ⅱ. ①贺… ②李… Ⅲ. ①医院—卫生服务—概况—广东 Ⅳ. ①R197.32

中国版本图书馆 CIP 数据核字（2017）第 083172 号

出版人	徐　劲
策划编辑	王旭红
责任编辑	王旭红
封面设计	曾　斌
责任校对	李艳清
责任技编	何雅涛
出版发行	中山大学出版社
电　话	编辑部 020 - 84111996，84113349，84111997，84110779 发行部 020 - 84111998，84111981，84111160
地　址	广州市新港西路 135 号
邮　编	510275　　传　真：020 - 84036565
网　址	http://www.zsup.com.cn　　E-mail：zdcbs@ mail.sysu.edu.cn
印刷者	佛山市浩文彩色印刷有限公司
规　格	787mm × 1092mm　1/16　13 印张　187 千字
版次印次	2017 年 7 月第 1 版　2017 年 7 月第 1 次印刷
定　价	42.00 元

如发现本书因印装质量影响阅读，请与出版社发行部联系调换

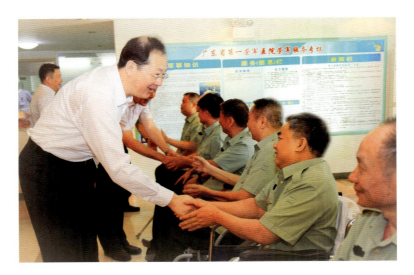

广东省委领导到广东省第一荣军医院慰问休养荣军

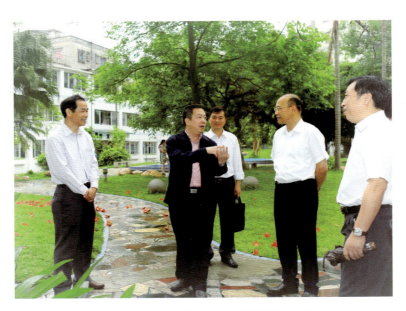

广东省民政厅领导到广东省第一荣军医院指导工作

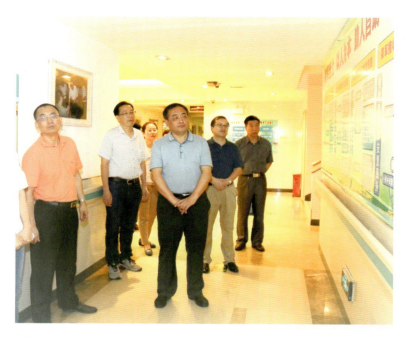

广东省民政厅领导到广东省第一荣军医院指导工作

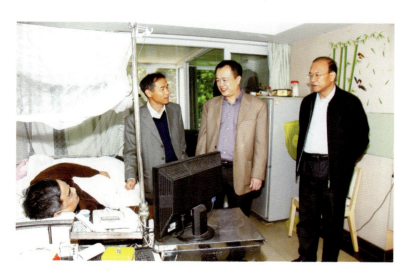

广东省民政厅领导深入广东省第一荣军医院病房慰问休养荣军

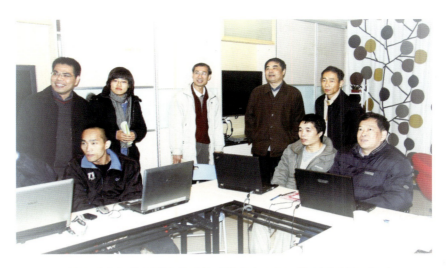

北京大学社会工作系王思斌教授到广东省第一荣军医院指导工作

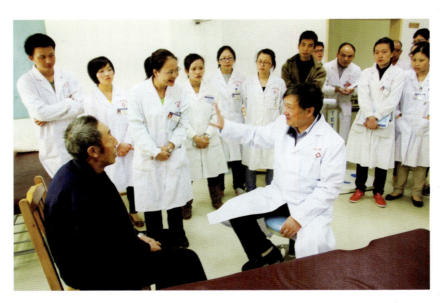

国际康复医学会会长励建安教授到广东省第一荣军医院专家会诊

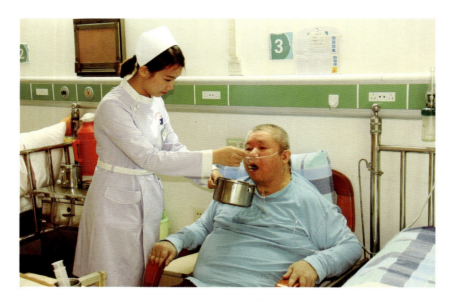

护士给荣军喂饭

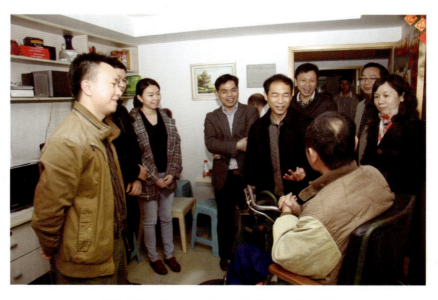

广东省第一荣军医院领导、团委领导慰问荣军

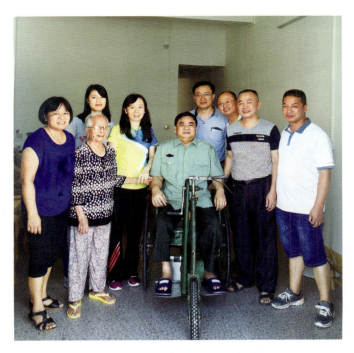

广东省第一荣军医院群策群力助荣军圆归乡梦

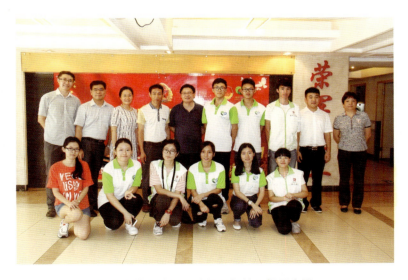

广东省第一荣军医院领导与社工督导合影

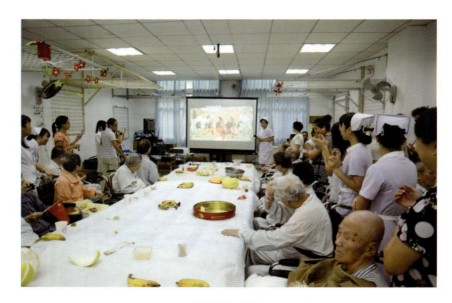

医务社工服务

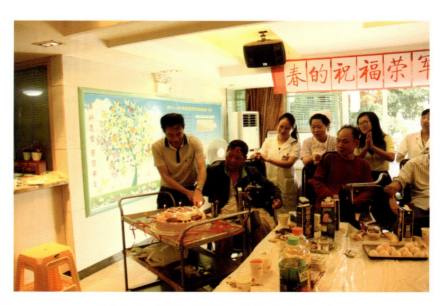

广东省第一荣军医院领导与荣军一起切生日蛋糕

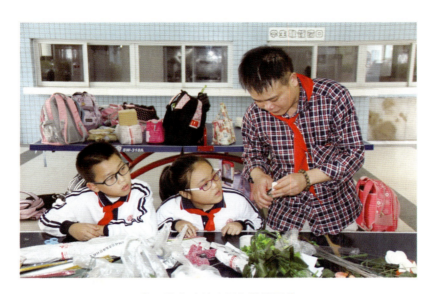

荣军认真地教孩子们做丝网花

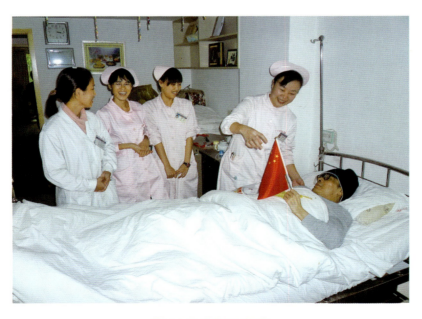

医护人员探望结对荣军

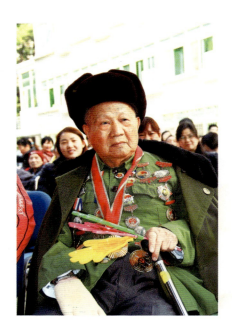

可敬可亲的荣誉军人

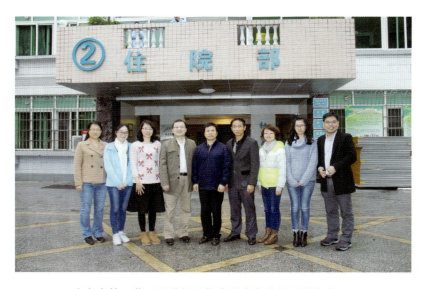

广东省第一荣军医院领导与广州市中大社工服务中心、
益先社会工作研究院人员合照

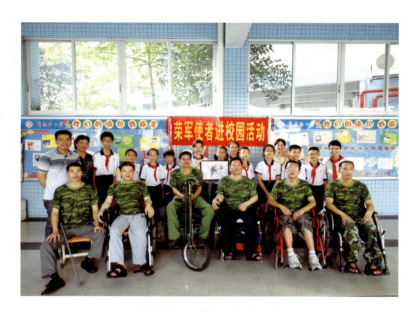

荣军使者进校园与师生同乐

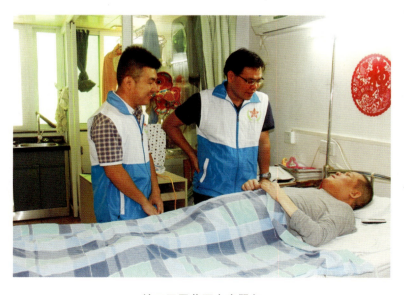

社工开展荣军个案服务

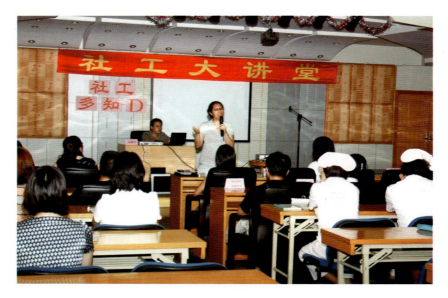

广东省第一荣军医院开展社工专家大讲堂活动

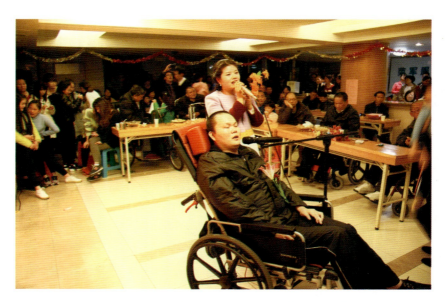

广东省第一荣军医院志愿者与荣军共同表演节目

编委会

主　　任：贺立平　李树红
副 主 任：叶焕源　韩家念　田　甜　林海萍
委　　员：（按姓氏笔画排序）
　　　　　叶焕源　田　甜　李树红　朱　羽　林海萍
　　　　　贺立平　杨　萍　韩家念
参编单位：中山大学社会学与人类学学院
　　　　　广东省第一荣军医院
　　　　　广州市中大社工服务中心
　　　　　益先社会工作研究院

序一

全心全意为荣军服务
同心同德谋专业发展

广东省第一荣军医院（以下简称"荣军医院"）和中山大学社会学与人类学学院、广州市中大社工服务中心、益先社会工作研究院合作完成的《构建新时期荣军支持网络的全心服务模式——广东省第一荣军医院社会工作服务经验分享》一书出版在即，值得祝贺！

荣军医院创建于1950年10月，是广东省唯一一所收治一级至四级残疾军人集中供养的省级优抚医院。一直以来，荣军医院始终坚持"全心全意为荣军服务"的办院宗旨，全面落实优抚政策，创新荣军服务模式，提升荣军康复治疗水平。近年来，医院进一步明确发展定位，围绕"争创三级康复医院"的发展目标，荣军服务和医院发展成绩显著。

作为全国第二批社会工作人才队伍建设试点单位和广东省民政厅直属单位首批社会工作人才队伍建设试点单位，从2009年起，荣军医院从荣军多元化需求出发，不断加大资金投入、加强人才队伍建设，持续推动专业社会工作服务发展，从荣军"身、心、社、义"四方面需求出发，建立了"社工为主，社会参与，志愿联动"的服务系统，并探索总结出新时期荣军"全心服务模式"。"全心服务模式"是包含了专业医护康复服务、生活照顾服务、社会工作服务以及志愿服务在内的系统服务模式，是传统荣军服务工作与新时期多元化服务融合发展的产物。多年来，通过"全心服务模式"的实践，影响推动了荣军服务向关注荣军精神需求、荣军能力发展、社区参与照顾、社会交流融合的方向发展,满足了全体荣军的休养生活以及发展需要,推动医院整体服务水平登上了新的台阶。荣军医院通过大胆创新与实践,不仅在荣军服务工作上取得了新的突破,也通过和中山大学社会学与人类学学院、广州市中大社工服务中心、益先社会工作研究院等科研团队的合作,为本土优抚(荣军)社会工作服务的模式构建与经验体系建设做出了积极探索,填补了国内优抚(荣军)社会工作服务模式与体系的空白,探索出了一条具有广东本土特色的发展道路。

《构建新时期荣军支持网络的全心服务模式——广东省第一荣军医院社会工作服务经验分享》一书着眼于荣军医院开展管理与服务创新期间的探索实践,通过理论溯源和实践分析,着重分析回答了荣军服务工作发展历程和历史使命、新时期荣军服务的价值理念和理论框架、荣军需求变化和服务策略,以及当前优抚(荣军)社会工作本土化经验与思考等重要问题,是优抚医疗服务领域从理论价值到实践指导都具有创新性和引领性的著作,也从一个侧面反映了广东省多年来扎实推进优抚工作的历史进程。荣军服务作为关系到军队和国防建设的重要工作,所涉工作面广、任务重、政策性强,需要探索实践和理论创新的内容很多。期待更多行动中的服务单位和有识之士支持、参与新时期荣军服务工作的创新与发展,期待有更多具有开创性和本土特色的研究成果问世,不断推动荣军服务及研究工作向前发展!

王思斌
北京大学社会学系/中国社会工作教育协会
2017 年 4 月 10 日于北京

序二

将最称心的服务献给最可爱的人

中山大学与广东省第一荣军医院（以下简称"荣军医院"）都处于广东省广州市海珠区新港西路，由于地缘和专业方面的原因，早在2001年我从北京大学博士毕业来中山大学之时，就关注到在我们的近邻住着一批可敬可亲的伤残军人，人们习惯性地称他们为"最可爱的人"。他们曾经为保卫国家与人民的安全奉献了自己的青春和健康，他们因战或因公负伤致残，而今党和人民没有忘记他们，给予他们最称心的服务。

2009年6月，荣军医院作为全国第二批社会工作人才队伍建设试点单位和广东省民政厅直属单位首批社会工作人才队伍建设试点单位，踏上了专业社会工作的试点创新之路；通过先进的服务理念和服务技巧，为荣军提供了各种专业化、个性化和精细化服务，满足他们日益增长的多元化需求。荣军医院的社会工作得到了民政部和广东省民政厅的认同，2011年被评为全国第二批社会工作人才队伍建设试点示范单位，2013年被评为全国首批社会工作服务示范单位。7年来，荣军医院通过购买服务的方式，积极引入专业服务团队，不断将社工服务引向深入，并创立了自己的品牌——全心服务模式。

在理论方面，该模式博采众多理论之长，以正向价值理念为依据，构建了社会支持网络下的荣军服务模式。该模式主要从五个维度展开：政策支持、部门支持、专业支持、自身支持、社区支持。政策支持是指在政策上的保障落实，主要体现在民政部门、医院党政部门等上级部门的领导工作方面。部门支持是指全院各部门的积极参与，优抚对象是医院的主体服务对象，是医院的立院之本，因此，全院共同参与是荣军服务有效开展的重要保障。专业支持是指荣军服务过程中社工的专业化服务以及医疗、康复、护理等专业的合作。自身支持是指关注荣军自身资源的挖掘和网络搭建。社区支持则是吸引院外资源和社会群体共同参与荣军服务。

在实践方面，该模式从宏观、中观、微观三个层面开展荣军服务，并探索推动荣军自助、互助的服务道路。

宏观层面：主要对应政策支持维度。荣军服务离不开党和政府的支持，离不开政策的保障。医院要组织荣军群体和院内工作人员开展相关政策的学习活动，使他们了解政策规定，如荣军群体享有的权利、应履行的义务等。医院也应在内部制度建设、党风廉政建设等方面紧跟政策法规的步伐，保证服务方向的政治正确性。医院的领导也应带头做好示范作用，及时为荣军提供必要的关怀和支持。与此同时，密切关注时代的变化与荣军需求的发展，积极参与到政策宣导中，推动更多社会力量关注荣军群体。

中观层面：主要对应部门支持、专业支持、社区支持维度。荣军服务并不只是某一个部门的责任，而应是多部门、多群体积极参与、共同推进的事情。在医院内部，积极推动全院共同参与荣军服务，如康复科、总务科等，除做好本职工作，为荣军群体提供及时有效的医护保障、生活支持之外，推广"手拉手"荣军结对志愿服务，营造军民一家的氛围，及时为荣军提供精神支持和情感关怀；鼓励荣军发挥自身的优势、特长、爱好，开展力所能及的自助和互助行为，从而增强荣军的能力感。在医院外部，链接周边的学校、企事业单位、团委等资源，让荣军可以融入社区，不与社会脱轨，丰富服务支持网络，为荣军服务注入新的活力。

微观层面：倡导"全人发展"理念，开展"身、心、社、义"服务。根据荣军群体的实际需求和条件，从"身、心、社、义"四个方面制订符合荣军需求的服务计划，在服务中追求荣军个体及群体力所能及的改变，最终达致荣军的全人发展。首先，以健康服务为前提。荣军群体的身体康复情况直接影响其心理状况，因此，针对荣军群体，身体康复服务是前提，应保证医生、护士、护工之间每天就荣军个人的身体变化进行沟通，若出现严重情况，及时组织开展医生会诊，为荣军的身体健康提供周到细致且有保障的服务。其次，以心理服务为重点。发动社工、医生、护士、志愿者等人员，重点关注荣军群体的心理健康，通过定期与非定期的探访、慰问等形式，关注荣军个人的心理状况，并提供相应的心理支持、精神关怀。再次，以社区参与为手段。结合荣军实际需求及身体情况，开展有新意的兴趣发展服务，丰富荣军群体的闲暇生活，挖掘和培育荣军群体的兴趣技能，持续推动荣军群体的参与；同时，在开展兴趣发展服务的过程中，不断推动荣军之间的互动交流，建立其朋辈支持网络。最后，以志愿服务为平台。一方面，持续发动医院内外的志愿者资源，充分调动志愿者的力量，为荣军群体提供适切的服务，并在志愿者服务的过程中，增加荣军群体与社会外界的接触，为其生活带来活力；另一方面，针对有意愿的荣军个人，在身体条件允许的情况下，可考虑推动其参与志愿服务，结合自身的优势服务其他群体，借此增强其自我效能感。

近几年，通过创建"全心服务模式"，给荣军服务带来了四个方面的转变：荣军需求由物质层面的满足上升到物质、精神层面的共同满足，荣军由受助者转变为服务提供者，荣军服务模式由封闭式服务走向开放式服务，荣军由医院照顾转变为由医院和社区共同照顾。

中山大学社会学与人类学学院、广州市中大社工服务中心和益先社会工作研究院工作团队从2015年底开始着手对广东省第一荣军医院的社工服务进行系统的行动研究，在提供服务的同时进行经验的提炼和总结，呈现在各位面前的这本书，就是我们行动研究的初步结果。

本书着眼于对我国军队国防建设、军民关系、经济发展和社会稳定有着重大意义的优抚（荣军）工作，从优抚（荣军）工作的历史沿革和广东省第一荣军医院过往的荣军服务中提取和总结优抚（荣军）的服务经验，以构建荣军社会支持网络的"全心服务模式"为主题，重点阐述分析了该服务模式的理论基础和价值理念，提出了具有可操作性的逻辑框架及实践模式，是一部从宏观理念到微观实务上系统研究优抚（荣军）工作且具开创性和引导意义的著作。对于在新时期发展和创新优抚（荣军）工作服务模式具有很强的理论价值和现实意义。

但愿这本凝聚着众多研究人员心血的书籍能为广大读者提供一些借鉴！

是为序。

贺立平

中山大学社会学与人类学学院/

广州市中大社工服务中心/益先社会工作研究院

2017年3月28日于中山大学康乐园

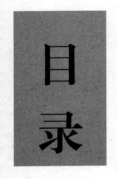

目录

第一章 优抚（荣军）工作发展历程与需求分析/1
　第一节　优抚（荣军）工作发展历程综述
　　　　………………………………… 1
　第二节　优抚（荣军）群体的服务需求分析
　　　　………………………………… 11

第二章 全心服务模式的产生发展与定型/23
　第一节　全心服务模式的产生发展 ……… 23
　第二节　全心服务模式的定型 …………… 33

第三章 全心服务模式的理论基础与价值理念/47
　第一节　全心服务模式的理论基础 ……… 47
　第二节　全心服务模式的价值理念 ……… 54

第四章 全心服务模式的逻辑框架/57
　第一节　搭建政策支持网络
　　　　——党政部门政策支持，树立正确的价
　　　　　值观 …………………………… 58
　第二节　搭建部门支持网络
　　　　——全院共同参与支持，保障荣军服务
　　　　　质量 …………………………… 60
　第三节　搭建专业支持网络
　　　　——院内外多专业力量支持，提供有效
　　　　　优抚服务 ……………………… 63

第四节 搭建荣军自身支持网络
　　——挖掘荣军自身支持系统，构建荣军幸福家园 ……… 65
第五节 搭建社区支持网络
　　——拓展社区支持力量，搭建志愿服务网络 ……… 68

第五章 全心服务模式下的个案实践/70
第一节 全心服务模式的个案工作理论 ……………… 70
第二节 助人筑起新梦想，重残荣军再就业
　　——残疾荣军社会工作心理疏导及增能介入服务案例 … 76
第三节 群策群力圆荣军归乡梦
　　——优势视角下的荣军介入服务案例 ……………… 85
第四节 与命运抗争的战士
　　——社会支持理论和增权理论介入下的
　　　重残荣军服务案例 ……………………………… 95

第六章 全心服务模式下的小组实践/105
第一节 全心服务模式的小组工作理论 ……………… 105
第二节 全心服务模式下的小组工作范例 …………… 109

第七章 全心服务模式下的特色项目实践/118
第一节 "健康快车"服务打造荣军医务社工服务
　　　新天地 ……………………………………… 118
第二节 双赢计划助重残荣军圆梦 …………………… 122

第八章 践行与反思/128
第一节 全心服务模式的实践反思 …………………… 128
第二节 全心服务模式的可行性探索 ………………… 136
第三节 优抚（荣军）社会工作的发展建议 ………… 142

附　录/150
　　附录1　广东省第一荣军医院荣军服务管理暂行规定 ……… 150
　　附录2　广东省第一荣军医院社工科最新制度汇编 ……… 156
　　附录3　广东省第一荣军医院结对服务荣军制度 ……… 165
　　附录4　广东省第一荣军医院调研安排 ……… 167
　　附录5　残疾荣军社会工作服务调查问卷
　　　　　（广东省第一荣军医院）……… 168
　　附录6　荣军社会工作服务深度访谈提纲
　　　　　（广东省第一荣军医院荣军代表）……… 171
　　附录7　"广东省第一荣军医院社工服务介入与研究
　　　　　项目"启动通讯 ……… 172
　　附录8　服务团队风采 ……… 173

参考文献/176

鸣谢单位/179

后　记/180

第一章 优抚（荣军）工作发展历程与需求分析

第一节 优抚（荣军）工作发展历程综述

优抚工作是一项有中国特色的社会保障性工作，是我国政府和社会依据有关政策法规，对以军人及其家属为主体的优抚对象实行优待、抚恤和抚慰的一项社会行政管理工作，是实施物质照顾和精神抚慰的一项特殊工作。我国优抚工作传统由来已久，最早可追溯至西周时期。1928年以来，随着中国共产党领导组建中国工农红军，现代优抚制度基础得以建立；新中国成立后，优抚工作得到进一步规范和发展。

荣誉军人（以下简称"荣军"）服务工作为优抚工作的范畴之一，旨在为伤残（病）军人提供抚恤、医疗、照顾、供养等服务。优抚（荣军）工作体现了党和国家对人民子弟兵及优抚对象的关怀与爱护，对推进我国军队建设、巩固国防、密切军政军民关系、促进国家经济发展和保持社会稳定都具有十分重要的意义，历来受到党和政府的高度重视。近年来，随着社会工作人才队伍建设进程，社会工作理念与手法在荣军（服务）工作中得到应用，为荣军（服务）工作的人性化、专业化发展注入新的活力。

本章拟从优抚（荣军）工作的相关概念内涵出发，回顾新中国成立后优抚（荣军）工作的发展历程，总结优抚（荣军）工作机制，为新时期优抚（荣军）服务工作的创新发展提供经验借鉴。

一、相关概念内涵

（一）优抚工作概念及特点

优抚是优待和抚恤的简称。优抚工作主要包括政治、经济方面的优待措施，抚慰、赈恤的抚恤措施以及退伍军人的安置与补助。[①] 广义的优抚工作包含安置工作，亦简称"优抚安置"，工作对象含全部复退军人，覆盖范围较广。据广东省优抚工作综合性法规规定，优抚工作包括：开展拥军优属活动；落实优抚对象优待抚恤工作，国家机关工作人员伤亡抚恤工作；审批和褒扬烈士；建设荣军医院、复员退伍军人精神病院和光荣院；管理与保护烈士纪念设施工作；承担全省拥军优属、拥政爱民工作领导小组的日常工作；等等。

由此可见，优抚工作内容多、范围广，工作对象分类细、种类多、覆盖面大，且需依据军人在不同时期的职责变化进行调整和界定，因而在优抚政策落实、优待抚恤的实际开展方面存在一定难度。抚恤优待内容、水平与经济社会发展状况密切相关，目前我国优抚工作受传统影响，仍以物质优抚和精神优抚为主，针对优待抚恤对象的社会生活需要而开展的服务性优抚相对不足。随着人民经济生活水平的普遍性提高，抚恤优待地区差异、群体间比较性差异显现，而优抚服务的缺失在一定程度上也促使优抚对象更为关注物质优抚方面，从而影响优抚对象的幸福感与获得感。因此，及时建立社会化、法制化的优抚制度和服务体系成为当务之急。

（二）优抚安置社会工作

优抚安置社会工作是在优抚安置领域，综合运用社会工作专业知识、技能和方法，以服务对象及其相关人员和系统为工作对象，协助其整合社会资源、协调社会关系、预防和解决问题、恢复和改善社会

---

① 参见齐海鹏《社会保障教程》，东北财经大学出版社2006年版，第235页。

功能，使其有更好的社会适应能力和福祉的活动。① 现阶段，优抚安置社会工作主要依托特定服务载体进行，包括优抚医院社会工作、光荣院社会工作、烈士褒扬社会工作、军供社会工作、复员退伍军人安置社会工作、军休社会工作。

从功能角度上看，优抚安置社会工作主要通过社会工作理念、手法的应用，协助服务对象适应身份改变，改善社会资源，提升自我能力，在协助政策落实、弥补政策与服务衔接的不足、调动社会资源、丰富优抚服务性内容方面可发挥积极作用。优抚安置社会工作的发展也体现了优抚工作从政策型向服务型的转变，通过关注优抚对象的全人发展需求，调动社会资源，促进其自身能力提升，实现助人、自助。

（三）医务社会工作

狭义的医务社会工作是指在医疗保健机构中围绕疾病诊断、治疗与康复过程所开展的社会工作专业服务。② 医务社工的主要功能（角色）包括：诊断和评估，咨询与辅导，寻求与整合资源，倡导工作，咨询与协调。医务社工的主要工作内容包括住院适应指导、情绪辅导、疑问咨询解答、健康知识宣传、社会资源调动、福利政策宣传、互助小组服务、出院计划安排等。

在本书讨论的优抚医院场域中，医务社会工作与优抚社会工作这两种工作手法并存且互为补充。以广东省第一荣军医院（以下简称"荣军医院"）为例，因其服务对象的特殊性，其所开展的优抚医务社会工作兼具优抚社会工作和医务社会工作两方面功能。当所收治荣军身体状况良好、处于稳定观察期时，开展以恢复社会功能、改善社会关系、提高社会福祉为主要目标的优抚社会工作；当荣军伤病复发或因老化进程而身体机能受损时，则开展以舒缓情绪、解决问题、协

---

① 参见全国社工职业水平考试教材编写组《社会工作实务·中级》，中国社会出版社2016年版，第323页。

② 参见王思斌《社会工作导论》，北京大学出版社1998年版，第85页。

调资源为主要目标的医务社会工作。

二、我国优抚（荣军）工作发展历程回顾

（一）建制与普及（1949—1965年）

新中国成立初期，党和政府高度重视优抚工作，从机构设置、制度建设、对象与内容界定等方面做了基础规范性工作，开启优抚工作的建制时期。

在机构设置方面，逐步设立以内务部为主体的优抚机构体系。中央人民政府成立内务部，内设优抚局负责全国的优抚工作。各级地方政府则设置了民政局（厅），内设优抚科，分管优抚工作。[①] 抗美援朝期间，除上述常设优抚机构外，还有特定组织阶段性参与优待优抚工作，如中国人民保卫世界和平反对美国侵略委员会、中国人民抗美援朝总会及华北抗美援朝总分会等。

在制度建设方面，1950年12月，内务部颁布《革命烈士家属革命军人家属优待暂行条例》《革命残废军人优待抚恤暂行条例》《革命军人牺牲、病故褒恤暂行条例》《革命工作人员伤亡褒恤暂行条例》和《民兵民工伤亡抚恤暂行条例》，实现了优抚工作在全国范围内的法规执行上的统一。[②]

抗美援朝结束后，适逢第一个国民经济五年规划时期，经济恢复发展，国家优待抚恤经费在一定程度上得到积累，也促进了优抚工作的普及和深入发展。此后一段时期，优抚政策得到完善，优待抚恤标准提高，优抚医院、荣校等优抚事业单位逐步建立，革命烈士缅怀纪念建筑等开始建设落成，优抚工作体系进一步完善。对残疾军人、军烈属的优抚优待写进国家首部宪法，1955年颁布的《中华人民共和国兵役法》明确规定现役军人、残疾军人、退出现役军人、革命烈

---

① 参见尹传政《当代中国的优抚制度研究》（学位论文），中共中央党校2013年。
② 参见攸谙发《优抚工作五十年》，载《中国民政》1999年第6期。

属、现役军人家属应受到社会尊重和国家优待。①

此阶段的优抚工作以物质和精神优待为主,物质方面如减免费用、补助、代耕等,精神方面则包括荣誉表彰、节日慰问、社会褒奖等。

回顾新中国成立初期,由于解放战争和抗美援朝的影响,国家高度重视国防安全,社会拥军氛围浓厚,使优抚对象在政策保障的物质和精神优待之外,也享受了较高的社会尊重和政治优待。1961—1966年,中央及地方各级政府为解决新中国成立前和抗美援朝时期遗留下的大量革命伤残军人、烈属的医疗抚恤等具体问题,进行了多次政策上的局部完善和调整。尽管如此,由于缺乏法制化、制度化保障,优抚工作一度在"文化大革命"期间停滞甚至遭到破坏。

(二) 受挫与停滞(1966—1977 年)

"文化大革命"时期,经济社会发展停滞,优抚工作受到全面影响,甚至倒退。1969 年,内务部被撤销,各级地方优抚机构也受到不同程度的破坏。政策落实工作中断,大量优抚对象未能得到公正对待,甚至遭到严重迫害。一度出现优待政策被废止、优待补助不能落实、褒扬先烈氛围遭严重破坏、纪念建筑被损毁废弃的情况。此阶段的优抚工作不仅受挫停滞,也为后续的恢复重建遗留了大量问题。

(三) 重建和改革(1978—1998 年)

"文化大革命"结束后,经济社会逐步恢复运转,社会保障系统修复。此后的 20 年间,优抚工作的改革重建面对四个方面变化所带来的挑战。①经济方面,随着改革开放进程,社会经济体制转变,国民经济高速发展,国力增强,优抚工作经费需保持稳步增长,才能保障优抚对象共享国家发展成果;②社会方面,进入和平建设时期,国家工作重点向经济领域转移,社会拥军氛围相对淡化,社会参与减少甚至流于形式;③价值与需求方面,传统文化价值理念在市场经济发

---

① 参见攸谙发《优抚工作五十年》,载《中国民政》1999 年第 6 期。

展中碰撞、交流、变迁，个体意识萌芽发展，优抚群体的需求呈现多元化态势；④军人角色形象方面，军人职责从战争领域向保卫国家和人民生命财产安全方面转变，伤病甚至牺牲发生的情况与新中国成立后有较大差异。

因此，这一阶段的优抚工作从制度完善、理念调整、手法完善等几个方面进行改革重建。其主要包括四个方面。

一是重建优抚工作体系。包括恢复工作机构，落实因"文化大革命"中断或废除的优抚政策，开展全国优抚对象普查登记，平反冤假错案；调整完善政策内容，依据经济社会发展状况，出台《军人抚恤优待条例》完善优抚对象费用减免规定；提升现役军人、军烈属优待政策保障水平，提高物质优待标准；扩大优待对象范围，充实优待内容；结合医疗、教育、住房等措施开展多元化优待工作。

二是完善伤残、烈属、牺牲及死亡抚恤评定政策体系。颁布《关于贯彻执行〈军人抚恤优待条例〉若干具体问题的解释》进一步明确评残对象（含因战、因公、因病致残三类），提升抚恤标准，完善伤残军人、烈属的医疗、交通等社会生活保障政策，完善和平建设时期牺牲及死亡抚恤政策体系，提升革命烈士、烈属抚恤水平。

三是完善社会褒扬。针对和平建设时期军人伤残、牺牲情况的变化，调整烈士评定的范围，推动开展社会性纪念、祭扫活动，修建纪念建筑，保护革命缅怀遗存，等等；同时，设立工作机制开展日常拥军优属活动，通过"双拥模范"等评选活动带动社会优待拥军氛围。

四是优抚事业单位规范引导。1982年民政部发布《关于批发革命残废军人休养院等四项优抚事业单位管理工作暂行办法（草案）的通知》（民〔1982〕优8号），对革命残疾军人休养院、复员军人慢性病疗养院、复员退伍军人精神病院和光荣院的管理工作进行系统规定。① 1987—1989年，民政部先后下发《全国革命伤残军人休养院

---

① 参见民政部《关于批发革命残废军人休养院等四项优抚事业单位管理工作暂行办法（草案）的通知》，见法律教育网（http://www.chinalawedu.com/falvfagui/fg22598/21524.shtml）。

改革试行方案》(民办〔1987〕优字4号)①和《民政部关于优抚事业单位专项补助经费使用问题的通知》（民优函〔1989〕第340号)②，推动光荣院、优抚医院改革，将"革命残废军人休养院（疗养院)"统一更名为"荣誉军人康复医院"，明确了上述优抚事业单位的主要任务、办院指导思想、领导体制、工作制度等具体要求，有效促进了优抚医院管理制度化、规范化进程。此后，经过全国优抚医疗事业单位管理工作经验交流会的推动，优抚事业单位改革和管理进程加快，探索市场化、社会化运作，加强自身能力建设和人才培养成为总体趋势。

综上所述，这一时期的优抚工作一方面着力于解决新中国成立以来特别是"文化大革命"时期遗留的历史问题；另一方面根据经济社会快速发展的现状与和平建设时期对象和需求的变化，完善制度和工作机制，促进政策法制化转向。但同时仍存在以下问题，首先，国民经济发展促进了优抚工作经费积累，为优抚对象扩大、优待抚恤水平提高提供了物质保障，使这一时期的物质优待标准提升、范围扩大成为满足优抚需求的主要方法，但一定程度上也激发了地域差异、城乡差异、身份认定差异等比较性差异在物质优待水平上的体现，造成局部群体的不满；其次，工作重心转移以及和平时期优抚氛围的淡化，社会性尊重、精神优待水平持续降低，甚至导致部分拥军优属、缅怀活动流于形式；最后，优抚事业单位处于改革发展期，且着重于伤残荣誉军人、孤老优抚对象等特殊群体的医疗和康复服务，服务内容及范围有限，与当前优抚对象的需求不相适应，亟待根据社会发展和服务需求变化进行调整与完善。

(四) 完善与发展 (1998年至今)

1998年至今，受到国际全球化进程、国内深化改革和市场经济

---

① 参见民政部《全国革命伤残军人休养院改革试行方案》，见法律图书网（http://www.law-lib.com/law/law_view.asp?id=48310）。

② 参见民政部《民政部关于优抚事业单位专项补助经费使用问题的通知》，见法律图书馆网（http://www.law-lib.com/law/law_view.asp?id=51010）。

发展的全面影响，优抚工作进入法制化阶段，规范化程度进一步提升，民政部门着力于在传统理念和现代需求之间探索最优路径。

一是法制化进程推进。继1988年颁布《军人抚恤优待条例》以来，国务院根据当前优抚工作发展趋势和需求分别于2004年、2007年两次修订《军人抚恤优待条例》。第十一届全国人大常委会第23次会议于2011年修订《中华人民共和国义务兵役法》，夯实优抚工作法制基础。

二是政策体系进一步完善。出台加强优抚对象住房、医疗保障等综合性政策；加强现役军人优待，吸纳从军；改善优待金筹集方式，改革税制制度，建立以国家为主的优抚工作制度。① 随着经济发展，逐步提高定期定量补助标准，扩大补助范围。此外，还通过增加住房、交通、就业支持，大幅提高优抚对象的物质优待水平。

三是优抚水平大幅提高。进一步完善伤残抚恤体系，2011年，国务院、中央军委再次完成《军人抚恤优待条例》的修订，根据时代发展要求对伤残抚恤内容规定进行完善。

四是社会褒扬与双拥活动与时俱进。在传统褒扬的基础上，根据时代要求修订烈士评定条件，开展重大节日、国庆日社会化纪念与祭扫活动；修缮革命历史建筑物，开设爱国主义教育基地；通过电教化、网络等方式展现英雄事迹，弘扬革命志士精神。结合双拥活动、国防教育宣传等，旨在和平时期培育感恩思源、缅怀先烈的爱国情怀，传承心系国防、爱国拥军的优良传统。

五是优抚事业单位改革创新。2011年民政部先后发布《光荣院管理办法》（民政部令第40号）② 和《优抚医院管理办法》（民政部令第41号）③，对新时期优抚事业单位功能定位、发展方向、管理原则、保障措施等方面进行了规定，进一步夯实此类机构服务于国防和

---

① 参见尹传政《当代中国的优抚制度研究》（学位论文），中共中央党校2013年。
② 参见民政部《光荣院管理办法》，见广东省民政厅网站（http://www.gdmz.gov.cn/gdmz/fxsydw2/2013-09/17/content_d392486c5e254937ad9a04004381f227.shtml）。
③ 参见民政部《优抚医院管理办法》，见广东省民政厅网站（http://www.gdmz.gov.cn/gdmz/fxsydw2/2013-09/17/content_50603ad0669845899f16b6b45fbfc5d6.shtml）。

军队的功能定位,明确了社会化、市场化发展方向。其中,将优抚医院的职能由医疗、康复扩充至健康指导、精神慰藉、生活必需品供给、生活照料和文体活动等方面,体现了人性化的服务理念。时隔一年,民政部发布《关于加强优抚事业单位能力建设的意见》(以下简称《意见》)(民发〔2012〕236号),指出随着经济社会快速发展,国防和军队建设全面推进,国家医药卫生体制改革和社会养老服务体系建设,当前优抚事业单位服务保障能力与新任务、新要求不相适应的问题越来越突出,急需进行能力建设提升。①《意见》明确提出应以坚持服务、改革创新、发展专业、融合发展为基本理念,"把优抚事业单位能力建设纳入当地的社会发展、卫生事业和养老服务发展规划,大力提升服务保障能力"②;"在高标准完成优抚对象供养和医疗服务任务的前提下,努力为广大人民群众提供医疗和养老服务,不断提升优抚事业单位的综合服务能力"③。《意见》从五大方面进行具体部署:整合地区资源,合理规划配置;融入公共服务保障体系,纳入医疗、养老体制改革;发挥专业优势,开展品牌建设;调动社会资源,改进服务保障模式;参照行业标准,开展规范管理等。这为今后优抚事业单位的改革发展和能力建设指明方向。

六是优抚工作社会化探索。党的十八大以来,社会工作人才队伍建设、社会治理创新发展进入新阶段。各地也积极引导社会力量参与优抚工作服务供给,为原有工作格局增加资源、专业和人才保障。其中,荣军医院2009年设立社工科,通过引入专业社工机构和培育专业团队相结合的方式,探索出新时期荣军服务的"全心模式",开展

---

① 参见广东省民政厅:《转发民政部关于加强优抚事业单位能力建设的意见》,见广东省民政厅网站(http://www.gdmz.gov.cn/gdmz/yfdx/2013-09/22/content_d69af2c552cd481fa0c477bf008a5598.shtml)。

② 广东省民政厅:《转发民政部关于加强优抚事业单位能力建设的意见》,见广东省民政厅网站(http://www.gdmz.gov.cn/gdmz/yfdx/2013-09/22/content_d69af2c552cd481fa0c477bf008a5598.shtml)。

③ 广东省民政厅:《转发民政部关于加强优抚事业单位能力建设的意见》,见广东省民政厅网站(http://www.gdmz.gov.cn/gdmz/yfdx/2013-09/22/content_d69af2c552cd481fa0c477bf008a5598.shtml)。

医疗、康复、生活照料、社会工作等多专业协同的综合服务，切实提升荣军休养、医疗、康复、能力发展和社会适应综合服务水平，增强荣军的归属感和幸福感。上海浦东新区通过开展优抚社工"暖阳行动"和"上海市抚慰功臣试点项目"，在政府保障基础上将优抚对象的个性化服务需求转移给社会组织承担，并动员社会力量共同关爱优抚对象，建立起政府主导推动、专业机构运作、社会力量参与的优抚工作新机制。①浙江省民政厅于2015年发布《关于引导社会力量参与优抚服务，促进优抚工作体制创新的意见》（浙民优〔2015〕135号），明确引导社会力量参与优抚服务，促进优抚工作体制创新的指导思想、总体目标、服务对象、基本内容和主要模式，以此推进全省优抚工作的社会化转型。②

综上所述，通过系统梳理优抚（荣军）工作相关概念和范畴，可充分理解和把握优抚（荣军）工作在服务国防和军队建设，维护社会稳定，促进社会建设等方面发挥的重要作用；而纵观新中国成立后我国优抚工作从建制、停滞到重建、完善的发展轨迹，可总结出我国优抚工作保持健康发展的机制在于党和政府始终坚持优抚理念，关注时代变化和服务对象需求，探索、总结、开创不同时期优抚工作的最佳路径和方法。因此，优抚工作重点也从政策性、物质性优待抚恤，转向个性需求专业化、人性化服务满足。经过68年的探索和实践，各地在中国特色优抚价值理念、优抚工作体系建设、优抚人才队伍建设、优抚工作模式等方面积累了宝贵经验，也为今后优抚工作的有序发展打下了坚实基础。

---

① 参见徐玲《浦东率先探索优抚工作社会化》，载《浦东时报》2016年2月1日。
② 参见浙江省民政厅《关于引导社会力量参与优抚服务，促进优抚工作体制创新的意见》，见浙江省民政厅网站（http://mzt.zj.gov.cn/il.htm?a=si&id=8aaf80154e3ad3bd014e662cf0ae0457&key=main/zxwj）。

第二节 优抚（荣军）群体的服务需求分析

一、背景

优抚工作的服务对象包括中国人民解放军现役军人、服现役或者退出现役的残疾军人以及复员军人、退伍军人、烈士遗属、因公牺牲军人遗属、病故军人遗属、现役军人家属等。优抚对象的身份特殊性、身体状况和个人经历等决定了其服务需求比普通民众的需求更为复杂。优抚对象的需求不仅受到个人因素的影响，同时也会因经济社会发展、优抚政策调整以及社会氛围等因素的影响而发生变化。①

按照马斯洛需求层次理论，优抚对象的需求在不同需求层次上主要体现为：在生理需求层面，优抚对象的需求主要是以物质需求为重点；医疗和住房保障是安全需求层面的最大需求；在社交需求层面，优抚对象希望获得友谊、爱情以及组织关系等各种社交网络的互动与交流；在尊重需求层面，优抚对象不仅希望获得基层优抚服务单位的优质服务与尊重，同时也迫切渴望获得全社会的尊重；与绝大多数群众一样，优抚对象在自我实现层面的需求并不强烈，更多还是关注自身利益和发展。

按照物质和精神的需求属性，优抚对象的需求也可划分为四大部分：①维护权益的需求，包括提高抚恤补助标准，提高医疗保障水平、住房保障水平和就业保障水平，注重公平，等等；②生活照料需求，其中有生活日常照料、住院照料和心理康复照料等；③精神慰藉的需求，来自优抚单位及社会大众的慰问、探访和关怀等等；④获得荣誉感的需求，无论是优抚对象自身还是其家属，都希望获得相关部

---

① 参见郑怿《优抚对象需求分析及对策——以上海市虹口区为例》（学位论文），复旦大学 2011 年。

门及社会的认同与尊重。①

目前，优抚工作在政策和制度方面能够基本满足优抚对象对物质层面的需求，特别是对生理层面与安全层面的需求，但随着经济与社会的发展，优抚对象的需求也随之变化，这对优抚工作提出更多要求，即优抚工作还要满足优抚对象在精神层面的需求。而满足他们在尊重和社交层面的需求有赖于全社会共同参与，开展优抚工作不仅需要社会氛围的改善，还需要更广阔的社会支持网络。

本书涉及的荣军医院的优抚服务对象主要以残疾军人为主。残疾军人是指在部队服务期间因战、因公、因病（限义务兵和初级士官），医疗终结后符合评残条件，经法定的审批程序，取得中华人民共和国民政部制发的《中华人民共和国残疾军人证》的人员。基于优抚对象的普遍性需求，为了更深入地了解荣军的服务需求，荣军医院院方联动专业的社工机构开展全方位的需求调研。通过多元化的调研方式，重新整理分析荣军的服务需求，为优抚服务的改革与推进提供了有力的依据。

二、调研方法

本次调研运用了量性和质性相结合的方法，结合荣军医院过往的优抚服务经验进行梳理，并通过问卷法和访谈法相结合的评估方式，开展此次优抚对象的服务需求调研。

问卷共包含三大部分：第一部分是了解荣军的个人基本信息，包括年龄、军种、户籍、文化程度、住院时长；第二部分是了解荣军的家庭情况，主要了解其目前的家庭成员构成以及家属来院探访频率等家庭互动情况；第三部分是了解荣军的服务需求，包括被调查者的兴趣爱好（多选）、日常活动安排（多选）、目前日常生活中的困难及应对、倾向于参与的服务类型（多选）及其他对社工服务的建议等。

访谈内容共有四个主题，包括被访谈者的个人基本信息、过往的

---

① 参见陈建平《当前优抚安置对象的服务管理需求研究》（学位论文），湖南师范大学 2013 年。

人生回顾、目前的社会支持网络及对优抚服务的需求等。

在调研抽样方面，截至 2016 年 4 月，荣军医院在院休养荣军 30 名（含临时疗养荣军 1 名），具体年龄分布见表 1-1。

表 1-1 30 名在院休养荣军年龄段分布

年龄段	40 岁以下	40～49 岁	50～59 岁	60～69 岁	70 岁及以上	总计
人数	5	7	13	4	1	30
所占比例	16.7%	23.3%	43.4%	13.3%	3.3%	100.0%

从表 1-1 我们可以看出，荣军医院的休养荣军年龄段分布较广，以 70 岁以下的中青年为主体（占 96.7%）。

表 1-2 在院休养荣军的残疾等级情况

残疾等级	一级	二级	总计
人数	28	2	30
所占比例	93.3%	6.7%	100.0%

由表 1-2 可知，目前在院休养荣军中一级伤残者占较大的比例，甚至有部分荣军只能长期卧床，身体状况并不适合长时间的交谈沟通。因此，本次调研在一定程度上减小了样本量，最终依据随机抽样的方式共派发问卷 15 份，占在院荣军总数的 50%，有效回收 15 份，有效回收率 100%。

而在访谈的过程中，先依据分层抽样的方法，将全部荣军按照年龄分为 4 个组别，即 40 岁以下组别、40～49 岁组别、50～59 岁组别、60 岁及以上组别；再依据荣军的身体实际状况，运用判断抽样的方式，每个年龄组别抽取 2 名荣军进行深度访谈；最终共成功访谈 5 名荣军。

除此之外，在调研的过程中，也通过对荣军医院过往优抚服务资料等相关文献的分析和整理来丰富本次调研的手法，保证结果的全面性。

三、调研结果

(一) 问卷调研结果

在调查的 15 名荣军中,年龄分布包括 40 岁以下、40～49 岁、50～59 岁、60 岁以上,各年龄层的分布如图 1-1 所示。

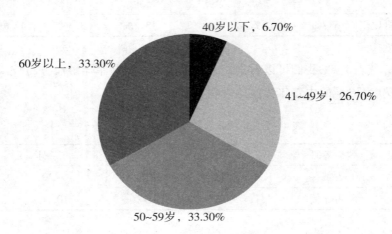

图 1-1 被调查者年龄分布

在军种方面,11 位被调查者之前隶属陆军,占到 73.3%。在户籍方面,13 位被调查者为广东省户籍,占 86.7%,主要分布在从化、佛山、湛江等地区;另有 2 位被调查者为非广东省户籍,均来自海南省,占 13.3%。在住院时长方面,100% 的被调查者均在 5 年以上,且多数为 10 年以上,有一些甚至已经长达 30 多年。

而在家人的探访频率方面,6 位被调查者表示家人会半年来探望一次,占 40%,另分别有 3 位被调查者表示为"三个月一次"及"一年一次",各占 20%。

在问及被调查者的兴趣爱好时,排在前三位的分别是"看电视/电影""聊天""看书/看报",比例分别为 66.7%、40%、33.3%。具体情况如图 1-2 所示。

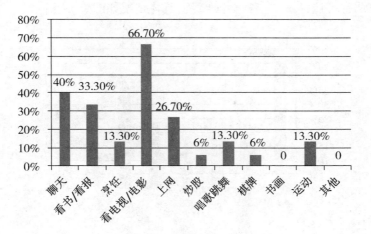

图1-2 被调查者兴趣爱好

而在日常活动安排上,排在前三位的活动分别为"看电视""和家人、朋友聊天""其他",比例分别为66.7%、60%、40%。具体情况如图1-3所示。

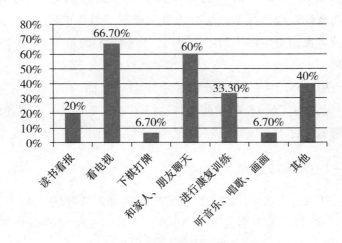

图1-3 被调查者日常活动安排

在了解被调查者日常生活中遇到的困难时,46.7%的被调查者选择了"出行不便",33.3%的被调查者选择了"恋爱婚姻",26.7%

的被调查者选择了"与社会隔离"。具体情况如图1-4所示。

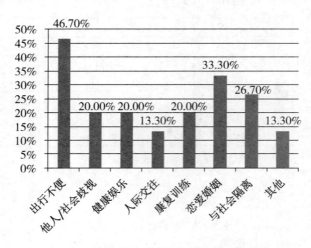

图1-4 被调查者日常生活中所遇到的困难

在面对生活中遇到不顺心的事或压力事件时，60%的被调查者选择"顺其自然"，20%的被调查者表示会"找人倾诉"，另分别有13.3%的被调查者选择了"憋在心里"和"找社工交流"。可见，多数被调查者在面对生活中的烦心事时，以搁置、疏解等被动的方式应对和处理。

调查中，33.3%的被调查者表示倾向于参加的活动类型为"文娱康乐"类，有26.7%的被调查者选择了"康复训练""兴趣培养"及"志愿者陪伴"。

（二）深度访谈结果

成功访谈的5名荣军均为广东省户籍；有2名为60岁以上，有2名为40~49岁，有1名为50~59岁；住院时长最短的为15年，最长的则为37年。

通过访谈，社工了解到，被访谈者在参军之初都满怀着希望与热情，然而在参军一两年之后便负伤，自认为无法实现心中的抱负，因此荣军自述并没有太多辉煌的历史可以回顾。如被访者L谈到，

"……那种感觉让自己觉得很有干劲和力量,等到自己去当兵的时候,就一直为备战没日没夜地训练,可是在上战场的前一刻自己却因为训练受伤了,那个时候自己觉得很痛苦。满怀的期望都在那一瞬间破裂了,自己感觉都没有存在的意义"。对自己目前的状态,多数被访者表示也都接受了现实。例如,被访者C谈到,"现在也不想那么多了,不会去想过去的事情,没有意义,过去就过去了,人要看眼前的事情才重要。我现在这样,借助轮椅还能动,比那些躺在床上动不了的人好太多了,能活着一天就开心一天吧";被访者L也表示,"偶尔也会想自己还活着,比那些在战场上死去的战士好像要好很多,这样想会带给自己一些积极的能量"。

在被问及"是否后悔去当兵"时,被访者均表示没有产生过后悔的念头。例如,被访者R谈到,"这没什么好后悔的,选择部队怎么会后悔呢?当时完全就是自己想去,去了其实也是抱有那个希望的,也是有那个念头的";被访者C谈到,"在当时那个年代,每个人都是想着国家,想着集体,不去想个人的利益。大家都想去当兵";被访者Z也表示,"当兵后悔三年,不当兵后悔一辈子"。

在了解被访者的社会支持网络时,被访者都表示首先会"自己消化""自己解决",如果是自己没办法解决的或者是身体疼痛等方面的问题,会向医生和护士求助。这一点与问卷调研中关于"被调查者如何应对生活中遇到的困难"的结果相一致。在与家人的联络方面,被访者C表示,"平时跟家人联系都挺多的,母亲还在世,兄弟姐妹也有,经常会回家吃饭,但不在家住。每年还会请假回河源老家一周"。但经过跟医生护士沟通,笔者了解到多数的荣军并没有太多机会可以回家,跟家人的联系也只限于电话以及每年家人过来探访。例如,被访者Y表示,"平时联系不多,偶尔会打个电话。已经几十年没有回过老家了,也回不去了,也不想回去了,回去后那些人肯定是像看怪物一样来看我"。

在荣军之间支持联络方面,被访者L表示,"平时在医院和大家相处都差不多,没有所谓特别要好的朋友";被访者Y表示,"与其他病友很少往来,不喜欢跟人讲话,对其他人都不熟悉";其他被访者也表示平时大家相处也基本都差不多。

在对自己目前的生活状态打分时，被访谈者都能达到 7 分或者 8 分，甚至 9 分。被访者 R 谈到："我觉得还是蛮舒适的，打分最起码 8 分或 9 分啦，没有十全十美的啦，这个单位很和谐的。"同样，被访者 L 表示，"最近还不错，可以达到 7～8 分。其实，每一天的日子都过得差不多，没有什么开心不开心，主要就是平淡、平静"。

被问及对今后优抚工作的服务需求时，被访者并没有给出太多具体的建议。被访者 R 提议，"最主要目前还是做些荣军精神方面的工作，举办一些活动啊"。而其他几位则表示能有人聊聊天已经很不错了。如被访者 L 谈到，"对于现在你们这些年轻社工的到来就感觉很好，感觉比较有活力。也希望你们能多来和我们聊聊天，我们就很开心"。也有一些比较消极悲观的回答。例如，被访者 Y 表示，"我的愿望他们也满足不了我，我想把我的身体治好，可以吗？连医生都没办法。有时候我都会想，还不如当年把我砸死，就不用这么折磨痛苦了。现在只是在等那一天（死）的到来"。

（三）调研结果分析

通过上述问卷调研和深度访谈并结合查阅荣军医院相关档案可知，荣军医院的荣军群体年龄较为集中在 50 岁以上。目前，在院休养荣军共 30 人，其中年龄在 50 岁以上的共 18 人，住院时长均在 10 年以上，有不少甚至达到二三十年，可谓是在这里度过了大半生的时光。因此，院内荣军之间彼此较为熟识，但未建立较为紧密的信任关系。多数荣军跟家人都能保持一定的联络频率，但在日常生活支持方面，仍以院内的医生、护士、护工等为主。而涉及个人情感、心理等方面的内容时，多数荣军并不会主动向他人倾诉，处理方式较为消极被动。荣军群体的兴趣爱好较为缺乏，囿于身体条件等的限制，日常生活的安排较为简单，因此在服务需求上也以文娱康乐类居多；同时，对志愿者服务也有一定的需求，希望能在精神关怀等层面接受一些服务。

（四）过往优抚服务经验梳理

荣军医院探索本土化优抚（荣军）服务已有较长时间，结合过往服务的成功，总结出四条经验。

1. 身体健康服务为基础性需求

荣军群体每天的康复、医护服务是维系其身体健康的基础，而在过往服务中，配合日常的康复医疗服务开展的健康讲座、养生知识分享等也深受在院荣军的欢迎。

2. 文娱康乐类服务丰富了荣军群体的生活

定期开展的生日会、美食小组、节庆活动、文艺会演等方面的服务为荣军群体的日常生活增添了不少生机，满足了他们对日常兴趣娱乐的需求。

3. 志愿者服务增强了荣军群体的支持网络

由荣军医院与广州市海珠区团委合作，所在地区各共青团组织参与的"一帮一"助残拥军志愿活动以及由荣军医院统筹各科室共同参与的"手拉手"荣军结对志愿服务，两项长期持续的志愿活动有效推动了院内外的人员更为深入、细致地参与到荣军服务中来，不仅丰富了荣军群体的支持网络，也为荣军群体的生活提供了实质性的帮助，深受荣军好评。

4. 以就业类为核心的"双赢计划"提升了荣军群体的自我价值感

荣军医院开发医院内部工作岗位，推动有意愿的荣军在身体条件允许的前提下参与院内的事务工作，如收发报纸、值班等，为荣军提供平台，发挥自身的价值，前后共推动了6位荣军成功走上工作岗位。

四、优抚服务设计建议

结合上述调研结果及经验梳理，建议可从宏观、中观、微观三个层面开展荣军服务，并尝试探索推动荣军自助、互助的服务道路。

（一）宏观层面：加强政策学习与落实，切实保障荣军权益

荣军群体的服务离不开党和政府的支持与保障。一方面，荣军群

体和荣军医院各部门的工作人员要加强对现有政策的学习，认真了解政策中关于荣军群体的权利和义务的规定；尤其是医院各部门的工作人员，作为荣军服务的最前线人员，更应该对各项政策熟记于心，以保障服务方向的正确性。另一方面，荣军医院要根据相关法规政策做好内部制度建设与党风廉政建设，医院领导带头做好荣军群体的关怀和陪伴工作，切实为荣军群体的权益着想；同时，根据时代的发展及荣军需求的变化，提升荣军医院在政策宣导层面的参与度，推动更多社会力量关注荣军群体。

（二）中观层面：调动荣军社会资源，整合提升现有服务

积极推动荣军群体社会资源系统参与荣军服务，荣军医院尝试"医院专职社工＋医院医护人员＋医院行政人员＋院内外志愿者群体"联动发展模式，整合现有服务体系，提升服务质量。

在荣军医院内部，除加强工作人员的业务培训之外，要在全院范围内倡导"荣军无小事"服务理念，推动全院共同参与荣军服务，为荣军群体提供及时有效的医护保障、精神关怀、生活支持等；同时，在荣军群体内部营造互助友爱的氛围，通过开展互帮互助等行动推动荣军之间的支持网络建立，鼓励荣军发挥自身的优势、特长、爱好，开展力所能及的自助和互助行动，从而增强荣军的能力感。在荣军医院外部，链接周边的学校、企事业单位、团委等资源，让荣军可以融入社区，不与社会脱轨，丰富服务支持网络，为荣军服务注入新的活力。

（三）微观层面：倡导"全人发展"理念，开展"身、心、社、义"服务

根据荣军群体的实际需求和条件，从"身、心、社、义"四个维度制订适合荣军需求的服务计划，在服务中追求荣军个体及群体力所能及的改变，最终达致荣军的全人发展。荣军医院具体优抚服务模型如图1-5所示。

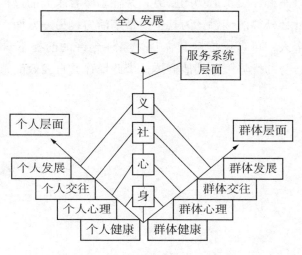

图1-5 荣军医院具体优抚服务模型

1. 以健康服务为前提

荣军群体的身体康复情况直接影响其心理状况，因此，针对荣军群体，身体康复服务应是前提，应保证医生、护士、护工之间每天就荣军个人的身体变化进行沟通，若出现严重情况，及时组织开展医生会诊，为荣军的身体健康提供周到细致且有保障的服务。

2. 以心理关怀服务为重点

发动社工、医生、护士、志愿者等人员，重点关注荣军群体的心理健康，通过定期与非定期的探访、慰问等形式，及时觉察到荣军个人的心理和情绪变化，并提供相应的心理支持、精神关怀类的服务。

3. 以社区参与为手段

结合荣军实际需求及身体情况，开展有新意的兴趣发展服务，丰富荣军群体的闲暇生活，挖掘和培育荣军群体的兴趣技能，持续推动荣军群体的参与；同时，在兴趣服务的过程中，不断推动荣军之间的互动交流，建立其朋辈支持网络。

4. 以志愿者服务为平台

一方面，持续发动荣军医院内外的志愿者资源，充分调动志愿者的力量为荣军群体提供适切的服务，并在志愿者服务的过程中增加荣军群体与社会外界的接触，为其生活带来活力；另一方面，针对有意愿的荣军个人，可考虑推动其在身体条件允许的前提下参与志愿服务，结合自身的优势服务其他群体，借此增强其自我效能感。

第二章 全心服务模式的产生发展与定型

第一节 全心服务模式的产生发展

党和政府一直重视双拥优抚工作的落实与发展，荣军医院自新中国成立以来便承担着服务军人的重任。历经多年的改革与探索，荣军医院在优抚（社会）工作领域逐渐形成了一套建基于深厚专业理论，以正向价值理念为依据，以构建新时期荣军支持网络为目的，从宏观、中观、微观三个层面全面开展荣军服务，并从政策支持、部门支持、专业支持、自身支持、社区支持五个维度推动荣军自助互助的、人性化的有效服务模式——全心服务模式。

全心服务模式建基于荣军医院多年的服务经验，作为国内优抚工作单位的典范，医院的发展历程和探索实践为全心服务模式的发展奠定了坚实基础。

荣军医院的前身是广东省荣誉军人学校，坐落于广州市新港西路114号，创建于1950年10月，当时校址在广州市黄埔村，1952年10月由黄埔村迁移到现址。1956年广东省荣誉军人学校建制撤销，改名为广东省荣军休养所，1959年又先后改名为"广东省荣复军人康复医院""广东省荣军疗养院""广东省荣誉军人康复医院"，2011年更名为"广东省第一荣军医院"，明确为正处级建制。[1]

---

[1] 参见《广东省第一荣军医院》，见广东省第一荣军医院网站（http://www.gddsh.cn/newsShow.aspx?newsTypeId=4&newsId=142,2012-11-14）。

到 2016 年年底，荣军医院占地面积 1.98 万平方米，医疗用房 1.89 万平方米。设有 27 个科室，其中有 10 个行政科室和 17 个临床科室。全院在职人员 345 人，配备有 64 层螺旋 CT、MR、华南地区首台康复机器人以及彩超等先进诊疗设备。开设床位 320 张，年收治住院病人 3500 人次，年门诊量超过 6.5 万人次。

荣军医院承担的主要任务是接收在部队因战、因公、因病致残的广东省户籍一级至四级重残军人，为他们提供康复治疗和生活休养服务，还承担部分在乡伤残军人临时来院疗养任务。60 年来，累计接收各类伤残荣军 11000 多名，其中重残荣军 3000 多名。近年来，在广东省委、省政府以及各级党委政府的高度重视和关心下，荣军的康复治疗、生活环境和各项待遇得到较大提高。

荣军医院在荣军工作及优抚社会工作的历程中经历了几个阶段的探索。

一、改革探索尝试阶段（1994—1995 年）

1986 年，民政部在广州召开的"全国革命残废军人休养院改革工作广东现场经验交流会"，鞭策了荣军医院各方面工作的开展。但由于种种原因，20 世纪 80 年代后期至 90 年代初，医院发展步伐放缓，整体建设落后于许多省份。处在全国改革开放前沿的广东省，荣军医院深刻感受到改革的紧迫性。为此，从 1994 年开始利用两年的时间对荣军医院建设进行了大量的改革探索。

（一）狠抓制度建设，加强医院正规化管理

1995 年，荣军医院重新制定了部分管理规范，修订、完善和健全了规章制度，明确了各部门职责、岗位、任务，并汇编成册，使全院工作做到有章可循，逐步向制度化、正规化方向发展。

（二）突出荣军工作的首要位置

一是创造各种条件逐年提高荣军的生活福利待遇。荣军医院从业

务收入中，拨出专项资金用于为荣军增发生活补贴、安装有线电视、组织荣军外出参观学习等。在日常的管理、服务工作中，始终将荣军工作放在医院建设的首要位置。

二是与广州市海珠区团委开展"一帮一"志愿共建活动。海珠区团委辖下的团组织与荣军结对，定期到医院看望荣军；荣军则不定期地为广大青少年进行爱国主义传统教育。同时，荣军医院被定为广州市海珠区爱国主义教育基地。

二、改革起步阶段（1996—1997年）

1996年，荣军医院改革进入起步阶段。

（一）明确提出荣军医院改革发展思路

根据改革发展形势要求，结合荣军医院实际情况，在坚持荣军服务的办院宗旨和平战结合原则的基础上，医院明确提出了医疗、康复、托老"三位一体"的发展思路，通过努力使医院软硬件达到二级甲等综合医院标准，以将医院逐步建设成为服务一流、技术一流、环境一流的民政优抚事业对外示范窗口单位作为奋斗目标。

（二）实施定额目标管理

1996年4月，荣军医院全方位实施集体定额目标管理方案，实行定编、定员、定岗、定任务、定额以及超额提成奖励的办法，增加科室分配自主权，逐步拉大分配距离，把职工的利益和贡献大小紧密结合，坚决改变传统"大锅饭"的局面，充分调动了职工的积极性。

（三）荣军管理、服务工作进一步加强

一是在逐年较大幅度地提高荣军生活福利的基础上，1997年1月起，又给荣军每人每月提高生活补贴80元；同时，每遇重大节日，由荣军医院发给荣军与职工同等的过节费。

二是明确提出以"四个保证"作为荣军管理服务的工作目标，

即保证荣军医疗护理条件走在全国荣军医院的前列，保证荣军的生活条件走在全国荣军医院的前列，保证共建文明活动的开展，保证荣军思想政治教育工作落到实处。

三、加速发展阶段（1998—2002年）

1998年以后，荣军医院的发展步伐显著加快。

（一）全面实施医院改革方案

1999年3月，根据广东省民政厅对直属事业单位改革的要求，结合实际，荣军医院进行了全方位的改革。

一是调整设置职能机构，增设了业务科室。荣军医院职能科室由改革前的三科一室（政工科、医务科、老干部工作科、办公室）调整为政工科、医务科、总务科、办公室。业务科室在原来5个的基础上增设综合内科和托老区，改革后的荣军医院业务科室是荣军科、综合外科、综合内科、托老区、门诊部、康复中心和药剂科等7个科室。2000年后，荣军医院职能科室又增设了财务科、护理部、离退休人员管理科，业务科室增设了烧伤科、特色专科。

二是深化人事制度改革。根据党的十五大提出的"深化人事制度改革，引入竞争激励机制"的精神，荣军医院中层干部实行竞争上岗，干部职工分别实行聘任制和合同制；人员配置更加合理，荣军医院医务和行政后勤人员人数的比例由改革前的57%∶43%调整为改革后的72.1%∶27.9%。

三是按照多劳多得的分配原则，改革分配制度。荣军医院实行临床科室独立核算，科室与医院比例分成，奖金下不保底、上不封顶；没有实行经济核算部门人员的奖金按医院科室的平均奖并拉开八级发放，逐步向效益工资的分配方式转变。

四是加快制度建设。荣军医院对规章制度进行了全面整理、完善、补充，使全院工作做到有章可循，逐步实现了规范化管理。

（二）对外业务发展迅速，医疗、康复、托老"三位一体"的改革发展思路得到初步体现

1997—2001年4年间，荣军医院购入多台医疗检查设备，耗资近1000万元。至2001年年底，荣军医院中高级专业技术人才达59人，已开展诊疗科目近30项，软硬件水平已完全达到二级甲等综合医院标准。1999年3月，荣军医院被定为广东省直公费医疗定点单位；2002年上半年，该医院又被定为广州市医疗保险定点医院。此外，荣军医院充分发挥资源优势，积极开展横向联合，于2001年6月联合广东省某医院，在荣军医院区域内开办了该外院的分院。荣军医院床位大幅增加，1994年医院床位不足100张，1996年医院床位150张，1999年医院床位增加到250张，到2002年年初，医院床位已发展到约300张。1996—2001年，荣军医院每年医疗收入均以近20%的增长率递增。

（三）大力营造优美环境

1997—2001年，荣军医院通过各种渠道筹集资金，投入3400多万元改造医院的基本建设，院容院貌发生翻天覆地的变化。1996年以前，医院门诊部不足100平方米，全院医疗用房不足1万平方米，2001年已建成一幢装配先进、面积达6710平方米的门诊大楼。至此，荣军医院拥有近2万平方米的环境绿化及3.1万平方米的医疗用房，全院规划统一、环境优雅，成为一所"公园式"医院。

（四）实实在在以"四个保证"做好荣军的服务管理工作

（1）保证了荣军有较好的医疗护理条件。荣军医院落实病房管理责任制，将每个荣军医疗护理责任落实到每个医护人员身上；提高医疗护理质量和标准，保证每个荣军得到精心的康复治疗和呵护。

（2）保证了荣军有较好的生活条件。1997—2001年，荣军医院对每个荣军病房进行了装修，配备了空调、太阳能供热水系统、有线电视、电话等设施，同时为荣军配备了营养膳食，专门配备了营养

师，并从计划外收入中补贴每位荣军每月150元的伙食费，荣军的生活福利待遇逐步得到改善。

（3）保证了共建文明活动的开展。到2002年止，与荣军医院开展共建活动的单位近20个，尤其是广州市海珠区团委等单位与医院开展的"一帮一"活动，为荣军解决了许多思想和生活问题。

（4）保证了荣军思想政治教育工作落到实处。荣军医院每年定期组织开展对荣军的思想政治教育活动，2001年7月份起，院党总支委员每周给荣军上政治课，定期组织荣军为社会，尤其是为青少年学生进行革命传统教育，每年2～3次到广东省内各地参观学习。

四、创新发展阶段（2003—2016年）

2003—2008年是一个稳定发展阶段，从2009年开始，荣军医院更为重视人本建设，在服务管理、医疗技术以及人才建设各方面有更多创新举措。

（一）以荣军病情为出发点，创新荣军服务模式

长期以来，荣军医院的荣军服务沿用传统综合性医院住院管理模式，积累产生了如下问题：首先，是造成医疗资源浪费；其次，荣军容易产生不良意识的消极影响，自尊心受损，抗拒被当作"病人"看待。这些均不利于荣军身心康复。针对这些情况，近年来，荣军医院不断探索荣军服务新模式，重点开展差别化、精细化、人性化服务。特别是从2010年开始，荣军医院对病房管理模式进行了创新调整，将过去传统的住院模式转变为根据荣军的伤残病情等级及身体恢复状况分成居家疗养模式管理和住院模式管理，两种模式可根据荣军病情变化灵活转换。

（二）加强康复学科建设，提升荣军康复治疗水平

荣军医疗康复服务是荣军医院工作的根本，荣军医院明确"提升医疗质量、打造专科特色"工作思路，坚持"特色兴院、人才强

院"战略，荣军康复医疗和服务管理水平不断提高，部分单项在全国同类医院中处于排头兵地位。

一是抓好康复人才建设。荣军医院制定了"大康复小专科"十年发展规划，与南京医科大学康复医学系开展长期合作。由南方医科大学定期派驻康复专家到荣军医院担任康复医学部主任，全面指导医院发展康复业务。此外，还与北京301医院、南方医科大学、广州军区总医院协作开展康复学科人才培养。通过专业的学习和培训，荣军医院康复专业人才队伍迅速成长，对荣军医院的康复专业发展起到了重要的支持作用。

二是加大硬件投入。2010年，荣军医院在广东省委、省政府的支持下，投入450多万元引进了既是华南第一台也是全国第二台的康复机器人，为残疾荣军的肢体康复提供了先进的训练条件。部分荣军通过系统训练后，残存能力得到极大的提升，减轻了一大批重残军人伤残病情。

（三）加强能力建设，全面落实优抚政策

荣军医院在巩固传统医疗护理、生活照顾服务的基础上，不断大胆创新。

一是积极引入专业优抚社工服务，为新时期荣军服务工作注入新鲜活力。从2009年6月起，荣军医院作为全国第二批社会工作人才队伍建设试点单位和广东省民政厅直属单位首批社会工作人才队伍建设试点单位，踏上了专业社会工作的试点创新之路。通过先进的服务理念和服务技巧，为休养荣军提供了各种专业化、个性化和精细化服务，满足他们日益增长的多元化需求。开展丰富多彩的社会活动激发荣军实现自身价值和提升能力，挖掘荣军潜能，逐步推动荣军融入社会，现有6名荣军从事力所能及的工作。荣军医院的社会工作得到了民政部的认同，2011年被评为全国第二批社会工作人才队伍建设试点示范单位，2013年被评为全国首批社会工作服务示范单位。

二是荣军的待遇稳步提高。荣军医院严格按照国家标准向荣军发放抚恤金，同时发放广州市优抚对象补助以及医院各种生活补贴，荣

军的福利待遇每年都有一定幅度的提高，确保其生活水平不低于当地居民生活水平。

三是积极开展"关爱功臣，送医送药"巡诊服务。荣军医院连续多年组织医疗队到全省各地为新中国成立前及参加抗美援朝的老战士、孤老烈属、残疾军人、在乡老复员军人等重点优抚对象送医送药，检查身体，近4年累计服务对象达2000多人次，发放药品70余万元，受到了当地干部和群众的热烈欢迎。

（四）稳步推进医疗业务建设，积极拓展对外业务

明确"提升医疗质量、打造专科特色"工作思路，优化医疗架构，突出康复专科建设，提高医疗服务水平，拓展医疗服务市场。

一是规范医疗服务行为。荣军医院全面完善各项规章制度，加强医德医风教育。全面贯彻落实首诊负责制、三级医护查房制度、会诊转诊等医疗制度，确保医疗质量与安全；严格执行医疗技术操作规范，做到流程统一上墙、急救设备应用人人过关；加强医保管理工作，加强医院感染管理。

二是抓好专业技术人才队伍建设。落实继续教育培训考核制度，定期举办院内学术讲座、学术活动，并外派业务骨干到三甲医院进修。

三是提高医疗服务能力。推广新技术新项目，在临床科室共推广开展新技术；继续拓展医疗市场，加大医院特色医疗项目宣传，树立医院品牌，提高效益。通过实施这些举措，2013年，荣军医院住院区床位使用率接近100%，医疗业务收入达5600万元，同比增长10%。

五、近几年的工作规划

（一）打造荣军医院康复专科品牌，创建三级康复医院

将床位数增加350张，逐步实现康复医学三级分科设置，将神经系统损伤康复、心血管疾病康复及老年病治疗建设成为省市级重点

科目，完善基础设施及人才配置工作，达到三级康复专科医院评审标准。

（二）建设新荣军大楼，实现荣军服务跨越式转变

新荣军大楼规划建设面积17600平方米，设置床位320张，其中荣军居住床位150张、短期疗养床位200个，将极大改善荣军康复治疗和生活休闲环境，确保荣军休养模式从住院式向居家养老模式转变，也能扩大接收安置荣军的能力。

（三）提升经营性管理效能，提高职工福利待遇

采取开展新业务新技术、拓展病源渠道、优化医务管理指标、压缩运营成本、更新设备设施等方法，增设老年病康复科、神经康复科、脊柱损伤康复科，不断提升康复医疗技术，同时逐步稳定增加职工的福利待遇。

（四）做好人才引进和培训工作，建设合理人才梯队

按康复专科的方向继续引进人才，调整人才队伍阶梯结构，重点引进康复医学、老年医学和护理学等学科带头人；加大培养现有医护队伍、行政管理队伍，建设合理的人才梯队。

（五）强化医院管理，营造和谐稳定发展氛围

全面完善荣军医院管理制度，建立公平、公正的激励机制，制定绩效分配制度；深化党风廉政建设，创建良好的医德医风。

（六）规划粤民大厦使用，扩大医疗业务空间

将现在的门诊楼5～8层的行政、后勤部门迁往粤民大厦荣军医院部分楼层，腾出约3200平方米的场地用于荣军康复治疗，整个门诊楼全部作为医疗用房。

六、荣军医院的影响和作用

（一）为国家稳定和国防建设做出积极贡献

作为广东省唯一一所接收特等、一等革命伤残军人的优抚医院，荣军医院始终坚持全心全意为荣军服务的办院宗旨，将做好荣军的康复医疗和生活保障工作上升到稳定军心、民心的政治高度，以满腔的热情努力为荣军办实事，切实满足他们在衣、食、住、行、医、乐等方面的需要，为他们提供全方位的照顾；通过周到细致的工作，将党和政府的关怀送到荣军的心坎上。

随着改革开放的不断深入，荣军医院在运行机制方面发生了深刻的转变，但无论怎样变化，都始终不偏离全心全意为荣军服务的政治方向。医院在每一次酝酿改革方案时，都始终坚持以"改革活而不乱，任何改革举措都不能影响和降低荣军的生活质量"为基本前提，时时处处为荣军着想，让为共和国做出了奉献的荣军同志们在这里感受着党和政府的关怀，安心、愉快地生活。

荣军医院的工作体现着党和政府对革命伤残军人的特殊关怀，为国家稳定、巩固国防、支持部队建设做出了特殊的贡献。

（二）促进了社会主义精神文明建设

荣誉军人身上焕发着革命英雄主义精神、革命乐观主义精神和坚强的革命意志，是我们这个社会的宝贵精神财富。

荣军医院在关心好、照顾好荣军的同时，鼓励他们面向社会，回报社会各界对他们的关爱，并积极为他们搭建交流平台，组织义务教育活动。作为广州市海珠区爱国主义教育基地，荣军医院接受了数以千计的青少年前来接受爱国主义和革命传统教育，荣誉军人以其革命热情不减、革命意志不衰的高尚情操感染、激励着当代青少年，为青少年的健康成长做出了积极贡献，在社会主义精神文明建设中扮演着重要的角色，发挥着不可替代的作用。

（三）树立了广东省民政事业单位的良好形象

拥有 60 余年光荣传统的荣军医院，在长期为荣誉军人服务的过程中取得了很多成功的经验，尤其是在截瘫、脑瘫和肢体功能障碍的康复医疗方面形成了独有的特色和优势。在外界竞争日趋激烈的今天，荣军医院积极参与医疗市场竞争，不断壮大医院，发展实力；发挥康复医疗技术优势，适时拓展业务科目，积极投身社区服务；精心打造"传统的优势项目—康复医疗、温馨的夕阳工程—托老服务、齐全的诊疗功能—患者福音"等系列服务板块，努力扩大医院知名度。荣军医院在保证完成为荣军服务这个主要任务的前提下，扩大向社会开放，在拓展自身发展空间的同时，作为广州市医疗机构网络中的一支新军，为提高人民群众的健康水平做出了应有的贡献。荣军医院发展、壮大的经验，为广东省民政事业单位的改革和发展起到了示范窗口的作用，树立了广东省民政事业单位的良好形象。

第二节　全心服务模式的定型[①]

根据民政部和广东省民政厅的部署，从 2009 年 6 月起，广东省第一荣军医院作为全国第二批社会工作人才队伍建设试点单位和广东省民政厅直属单位首批社会工作人才队伍建设试点单位，迈出了专业社会工作服务试点的探索之路。在各级民政部门的高度重视和大力支持下，医院秉持"荣军至上、服务为本"的理念，创新荣军服务工作，不断加强能力建设，努力转变和创新服务方式，完善服务模式。经过多年的努力和探索，荣军医院社会工作的全心服务模式逐渐成型，其成效日益彰显。

---

① 本节改编自李树红、韩家念《优抚（荣军）社会工作初探》（见《社会工作本色与本土——广东社工发展论坛文集》，2013 年）一文。

荣军医院在优抚（荣军）社会工作的发展经历了三个阶段：①2009—2010年的试点起步期，主要以社会工作人才队伍试点工作为出发点，全面宣传推广社会工作理念，营造良好的服务氛围，以购买专业社会工作机构服务的模式，借助广州市启创社会工作服务中心的力量，为医院社会工作服务打下良好基础。②2011—2012年的快速发展期，主要通过购买服务和自我发展形式，借助广州市北达博雅社会工作资源中心的力量，进一步推动社会工作服务的专业化发展。③2013年至今的逐步完善提高期，已建成院内自身服务团队，社工团队的自我成长较快，社工能力进一步提升，服务特色及模式进一步成型，通过搭建荣军社会支持网络的全心服务模式，有效地满足了荣军及病人的服务需要，有力地推动了医院优抚服务及医疗服务的健康发展。

本节通过追溯2009—2012年期间荣军社会工作初期阶段的发展，包括理论依据、实施计划、实施情况与实施成效，梳理现阶段全心服务模式的发展历程。在社工服务发展初期阶段，医院紧紧围绕"荣军至上、服务为本"的办院宗旨，以推动残疾荣军全人正常化、回归社会，不断提升荣军生活质量为目标，通过加强人才队伍建设和制度建设、完善岗位设置、引入专业服务方法等具体措施，初步形成了社工专业理念与优抚医院服务理念相结合，具有医院特色的优抚社工发展路径。

一、理论依据

根据生态系统理论，可以把系统分成微观系统、中观系统和宏观系统（如图2-1所示），主张要将服务对象放在一个有层次的系统之中，将服务对象与其所生活的环境作为一个完整的整体来看待，对服务对象的帮助要从整个生态系统出发，把他们的问题放在不同层面的系统中去看待和解决。

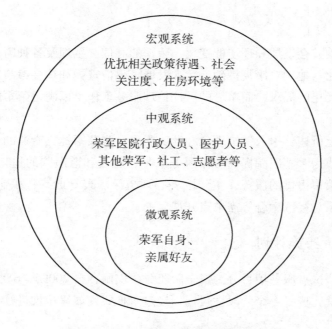

图2-1 微观系统、中观系统和宏观系统

因此,在正确看待和分析荣军处境时,社工需看清许多问题不完全是由个人原因引起,社会环境中的障碍是导致问题产生的重要因素,对荣军提供帮助的着眼点不能仅放在个人身上,而要从与之相关的不同系统的角度分析问题并着手解决。

(一)微观系统

结合荣军身体及年龄的情况,笔者发现荣军因身体残障长期住院,局限了与外界事物的接触及个人发展;长期处于被照顾的状态,更会产生强烈的"无用感",加上身体的病痛,令荣军容易焦虑不安,心理显得特别敏感,极易因小事而产生较大的情绪波动,甚至引发矛盾冲突;荣军长期集中休养,亲友只能进行阶段性探视,虽然医院专门提供了荣军家属住宿的场所,但荣军与亲友的生活仍有别于一般的家庭生活。

（二）中观及宏观系统

随着社会发展和环境的变化，荣军的心理、生理及各种需求也在不断变化，他们对康复护理、个人发展、感情寄托和社会参与等有着更加多元化的渴求，而单一的医疗护理服务工作难以满足荣军的多元需求。

综上所述，引入社工理念和社工服务，为荣军提供专业的社工服务，已成为荣军医院提高荣军服务水平、建设和谐医院的迫切要求。社工为荣军提供的服务，主要围绕心理疏导、康复训练、职业康复、人际关系与社区融合等需求点开展。

二、实施计划

围绕试点服务项目分为三个阶段分步实施，自2009年6月开始，荣军医院完成了各个阶段性目标，经过阶梯式发展逐步推进社工服务工作。

（一）第一阶段（2009年6月—2010年8月）：探索与建立阶段

一是促进荣军对伤残的接受与适应，建立积极的人生态度。增进荣军对自身潜能的认识，增强自我效能感；协助荣军进行更多的社会交往，更好地融入社会；在有需要时协助荣军家属增强对荣军的支持。

二是舒缓荣军科的医护人员因看护荣军带来的压力，增强医护人员之间的情绪支援。

三是加强对荣军科内部社工的培训和督导，促进荣军康复社工运作体系和制度的建立。

（二）第二阶段（2010年9月—2013年8月）：提升与完善阶段

一是通过一系列的具体措施，在一定程度上恢复荣军失去的机体和社会的功能，增强其生活信心，激发其自我实现的潜能，帮助他们进入基本正常的社会生活。

二是创造"社区化"生活环境。在荣军医院"类社区"整体改造的基础上，创造局部"家庭式"环境，降低"院舍"的强化、刺激与暗示作用。

三是创造"社区"自治模式。物色和培养荣军带头人，组成一些小组，尝试在事务管理、文体活动、文化学习、互助合作等方面建立自我管理、自我服务的新模式。

四是初步设立以计算机应用、网络操作与管理、计算机艺术设计为手段的工作岗位，创建局部工作环境；鼓励荣军通过电子商务方式进行试创业。

五是帮助荣军建立和利用社会支持网络。通过建立以在职人士（非在校学生）为主体的志愿者队伍，联系相关团体、社区居民与组织，创建网络平台等手段，力争建立一个相对开放的社会环境。

（三）第三阶段（2013年9月至今）：巩固、开拓与提升研究阶段

1. 荣军服务

一是增能和助人自助理念。通过一系列的具体措施，鼓励荣军积极进行康复训练和教育培训，在一定程度上促进机体和社会功能的恢复，塑造自我形象，提高自我价值，增强自信心，激发自我实现的潜能，帮助他们进入基本正常的社会生活，以实现助人、自助的理念。

二是探索医院"社区化"和荣军"家庭式"环境。在荣军休养管理模式转变和荣军医院"手拉手"活动的基础上，结合周围社区和高校学生的资源，进一步创造荣军医院"社区化"环境；促进荣军之间、荣军和荣军科医务人员之间的互助。另外，住房环境的改变，使荣军感受到更多"家庭式"温馨。

三是荣军骨干的培养。注重培养荣军骨干，形成荣军互助小组，在事务管理、文体活动、文化学习、互助合作等方面建立自我管理、自我服务的新模式。

四是继续开展以计算机应用、计算机艺术设计为手段的职业康复，鼓励荣军通过电子商务方式进行试创业；积极开发荣军医院内部岗位，通过"类就业"服务提高荣军的精神面貌。

五是挖掘荣军真正的需求，提供个别化的个案服务，使荣军得到全面的发展，重点挖掘荣军潜力，开发适合的工作岗位，满足荣军重新上岗工作的要求。

六是利用和强化社会支持网络。通过强化周边单位、社区、高校的志愿者对荣军服务，形成荣军和志愿者的良好互动，提升社会支持网络的紧密程度。

七是从生活、工作的需要出发，充分利用荣军医院员工资源，丰富和完善荣军志愿者服务队伍，促进荣军医院社会工作人才队伍的建设。

2. 临床科室病患者医务社工服务

一是深入 2 个以上临床科室开展专业医务社工服务。主要任务是协助临床科室解决病人情绪及心理问题，协助处理与化解医疗纠纷和各种医疗服务社会问题，促进科室医疗服务健康发展。

二是根据临床病人需要，制订合理的服务计划，通过一系列的个案和小组活动，促进病人身体康复和心理健康，营造和谐稳定的医患关系。

三是融合病区及荣军医院院内外各种资源，倡导和营造良好的服务氛围，为病人和家属提供必要的专业服务。

3. 推动医院社会工作人才队伍建设

在全国第二批社会工作人才队伍建设试点示范单位的基础上，进一步推动医院社会工作人才队伍建设，使荣军医院社工成为广东省民政系统社会工作的排头兵。

4. 研究工作

总结荣军社会工作模式，进一步完善"嵌入式"服务模式和"服务机构专业社工＋医院专职社工＋医院具有社工资格医护人员＋医院医护人员义工＋院外义工"多方联动模式，促进荣军医院自身专业社工队伍的成长和进步，使社会工作理念和方法在全院得到全面普及；积极总结和研究社会工作实务，探索优抚社会工作理论和服务模式的形成。

三、实施情况

根据医院实际情况，荣军医院社工服务工作主要是采用"外部社工专业团队＋内部专职社工队伍"联合发展的模式。内外联合模式不仅引入了专业的服务理念和方法，而且带动了荣军医院内部社工的成长，较好地推动了试点工作的发展。

（一）强化组织领导，确保试点工作顺利进行

荣军医院成立了以院长为组长、书记为副组长、相关科室领导为组员的社会工作人才队伍建设试点工作领导小组，同时专门成立了社工科，及时调整了4间共近200平方米的办公房作为社工办公及活动用房，先后投入5万多元为社工添置了液晶电脑、激光打印机、数码相机、沙发等一大批办公设备、活动用品。试点工作得到了民政部、广东省委省政府和广东省民政厅领导的高度重视和大力支持。多年来，民政部、广东省委省政府、广东省民政厅、广州市委市政府等各级领导先后到医院视察指导工作，并深入病房慰问探望休养荣军，同时对荣军医院试点工作给予了充分的肯定并提出具体要求。

（二）强化制度建设，确保社工服务规范有序

为进一步加强对社工服务工作的管理，荣军医院专门成立了社工科。目前，社工科工作人员共7名，其中科长、副科长各1名，专职前线社工3名，行政督导和专业督导各1名。在社工科和专业督导的带领下，专职社工策划并开展了一系列卓有成效的社工服务工作。在广州启创和广州北达博雅等社工机构的指导下，荣军医院制定了一系列社工规章制度，如《社工科职责》《社工科科长职责》《社工科工作人员职责》《社工科个案管理制度》《社工督导制度》等等。

（三）强化服务意识，确保社工服务质量不断提高

1. 做细个案服务，满足服务对象的不同需要

社工在进驻荣军医院以后，立即熟悉并整理资料，与荣军科相关人员了解荣军的个人基本信息、受伤情况及后遗症、入院后的医疗护理状况、在院的适应情况以及特别事件、家庭关系、社会关系网络等情况，为每位荣军专门建立个案文件夹，对相关案例进行详细记录。

一是定期深入病房探视。社工服务的对象主要是休养荣军，因此社工将长期稳定的病房探视作为发掘荣军需求的主要途径之一。3位专业社工每天每人探视不少于2人，另外有1名社工及1名专职动漫辅导人员长期在医院居住。通过病房探视，社工在与荣军相处的过程中发现问题或服务需求，了解产生问题的原因及荣军的深层次需求，建立起有效的专业工作关系。

二是及时处理各种个案。社工通过接触和评估后，经过充分的讨论，根据目前荣军的具体情况将荣军分为几大类别，形成了"个案进度安排表"，有序地开展个案工作。社工通过与荣军坦诚沟通发现问题、医护人员转介、荣军求助等渠道进行接案。

三是建立完善个案档案。社工对每一个荣军均建立档案，制定一套表格规范工作程序，包括"荣军信息卡""面谈记录表""个案报告"等。

2. 循序渐进开展各种小组活动，促进荣军身心健康

根据荣军的特长和爱好，社工制订了一系列的小组活动计划，极大地丰富了荣军的生活，提升荣军自我效能感，挖掘荣军的潜力，激励荣军勇于面对和挑战自我。目前，荣军医院已经开展了网络动漫小组、绘画兴趣小组、"摄影发烧友"小组、助人助己双赢小组、投资理财小组、丝网花制作小组等10个小组服务，已开展50节次，服务人数达310人次。如网络动漫小组，荣军从最基本认识操作工具起步，到能掌握工具制作图片，再到运用工具使自己画的图片"动起来"和制作加工自己的QQ表情，荣军从中体验到动漫所带来的乐趣。更重要的是，在此过程中，荣军重新掌握了"学习"的本领，

从单调的休养生活中培养出坚持学习和成长的习惯。

3. 加强荣军与社区志愿者融合，不断提升荣军休养生活质量

荣军长期在医院休养，由于身体条件限制，自己主动外出接触社会的机会相对较少，社工组织开展了一系列活动，极大地丰富了荣军的生活。

一是"手拉手"爱心传递计划。由荣军医院社工科发起活动，医院17个科室的医务人员分别与1～2个荣军结成互助对子。通过建立这一桥梁，荣军和科室人员的来往变得更加密切，团结互助的友好气氛洋溢在荣军病房。各科室人员主动到病房探访或组织相关慰问走访活动，为荣军过生日、与荣军共同外出参观等等，真正促进形成"人人关心荣军、人人爱护荣军、人人帮助荣军"的良好氛围。

二是院内社区融合活动。为丰富荣军生活，营造"荣军是一家"的温馨生活氛围，促进荣军间、荣军与荣军医院员工间的和谐融洽关系，荣军医院社工分别组织了"迎亚运棋牌乐""情系荣军中秋晚会""圣诞老人敲门送礼""元旦联欢会"等活动。社工在整个活动中作为资源协调者和整合者、支持者，帮助荣军达成为自我服务的目的。

三是院外社区融合活动。荣军医院社工联系周边社区志愿者，充分运用医院内部志愿者和机构关联单位的人力资源，举办了一系列院外社区融入活动，包括"江南新苑老人小乐队送歌活动""珠江夜游""亚残运会比赛观看""莲花山秋游""参观陈家祠""花城广场采风""参观博雅动漫基地"等活动。

（四）强化学习培训，确保社工人才队伍建设健康发展

专业督导基本保证每周用半天或一天的时间为荣军医院社工提供专业的服务指导。荣军医院专门出台了激励措施，鼓励工作人员积极参加社工职业水平考试，对考试全部通过（合格）的员工，分别给予初级600元、中级800元的奖励；对通过单科的，每门给予100元奖励。近3年来，医院报考人数累计达130人（2009年35人，2010年63人，2011年32人）。为广泛宣传社工理念和知识，帮助广大工作人员更多地认识和了解社会工作，荣军医院先后组织了6次社工大讲堂活动，专门邀请社工专业专家、教授以及香港专业督导上课。在社工机构的大力支持下，荣军医院与广东省民政职业技术学校签订《共建实习基地协议》，确定荣军医院作为该校社会工作专业学生的实习实训基地。

（五）强化服务创新，确保荣军服务新模式取得实效

1. 创新残疾荣军"全人正常化"活动模式，促进了荣军较好地回归社会

为满足休养荣军的需求，社工设计开展了不同群体的不同小组项目，包括"荣军义务工作领袖培训""助人助己""艺术创作""创业计划""丝网花制作小组"等项目。这些专题小组、项目及活动丰富和拓宽了荣军的生活经验，同时也促进了荣军逐步树立积极的生活观及康复意识。在此基础上，社工努力帮助荣军挖掘自身的潜能，鼓励及协助荣军突破障碍重新上岗工作，以服务者的角色为院内病患者服务，增强了与外界的接触和互动，为其搭建了发挥自我价值的平台，促进荣军"全人正常化"、良性回归社会的发展。

2. 创新"助人、助己"双赢计划活动模式，促进了重残荣军与青年义工的互动

"助人、助己"双赢计划项目刚开始在一个年轻高位截瘫的荣军身上尝试并取得了成功，目前已扩展到推动荣军医院高龄及高位截瘫的荣军与年轻义工结成对子。社工通过不断深化助人、助己的效果，一方面教授义工更多的服务能力，尽量让他们在其中协助舒缓荣军情绪，促使荣军自我肯定；另一方面也将义工从荣军那里得到的帮助及带来的改变反馈给荣军，增强荣军的效能感和自尊，促使其更有信心和动力参与到"助人、助己"双赢计划中。

3. 创新社工跨专业合作活动模式，营造了荣军医院良好社工服务与合作氛围

目前，社工每天参加荣军医院医护人员工作早会；同时，建立了每半个月一次包括荣军科的医生、护士以及科室人员一起参与的个案

讨论会议制度，建立了每两个月一次的双月评估沟通会制度。通过相关会议，有效地促进了社工了解医护、康复等不同专业对荣军状况的评估及介入意见，促进了不同专业之间的合作。

四、实践成效与经验

经过3年的试点实践，荣军医院的优抚（荣军）社工服务取得了明显的效果，主要表现在三个方面。

（一）休养荣军幸福指数全面提升，真正实现了助人自助目标

1. 荣军队伍精神面貌焕然一新，部分荣军成功地从"受助者"转变为"助人者"

专业的社工服务较好地疏导和缓解了荣军的不良情绪，调整了他们的多种不良生活习惯，并转变了其休养生活方式，使荣军的幸福指数直线上升，对休养生活的满意度也提高了近十个百分点，对荣军医院的服务工作满意度从过去的85%提高到98%。社工服务开展后，许多荣军主动参加电脑、动漫、创业等技能的学习，积极参与智能康复机器人康复锻炼，协助科室医护人员处理日常工作，积极参与社区各种文体娱乐活动。这些服务不仅满足了荣军自己的兴趣，挖掘了个人种种特长和潜力，而且扩大了社交圈子，促进了人际关系的融合，进一步保证了荣军的思想稳定，促进了荣军身心健康发展。2012年5月，社工组织荣军开展丝网花义卖帮扶残疾女孩活动，受到了荣军医院全院员工的欢迎并筹得善款5000余元。荣军也在此次义卖活动中得到极大的精神鼓舞，自我价值再次得到实现，真正从"受助者"转变为"助人者"。

2. 重残荣军职业康复实现新突破，3名残疾荣军重新上岗工作

职业康复是残疾荣军全面康复中的重要环节，是为残疾荣军获得技能并胜任适当的职业，使其重新参与社会生活而进行帮助的方式。在过去3年，社工通过设计"雄鹰展翅计划"，以网络动漫小组、网店小组为载体，链接各种社会资源为荣军提供各种培训，提升荣军创业就业的信心和积极性。荣军医院在院内开发各种适合荣军工作条件的岗位，先后已有3名荣军成功到食堂、保卫科和护士站上岗就业，突破了传统休养模式，开创了重残荣军重新就业的新途径。

（二）社工人才队伍得到有力加强，初步形成荣军医院全院多方联动服务机制

1. 建立了一支较为专业的服务队伍，专业社工与"兼职社工"实现联动

荣军医院结合荣军休养模式改革，建立健全了社工科，配备了科长、副科长。在机构社工的带动下，部分职称考试的员工兼职做社工，一职多岗的服务效果明显。单位改革后，社工服务岗位也正逐步得到落实。近3年来，医院踊跃报名参加社工职称考试和通过考试的人越来越多，社工人才后备队伍不断壮大，为医院社工人才队伍建设打下了较好的基础。

2. 创新"嵌入式"合作模式，机构社工与医院社工无缝合作效果显著

社工机构和医院虽然是项目服务模式，但双方在工作开展之初就建立了良好的伙伴关系，机构的社工服务工作并不是完全独立于医院的，就像一个"嵌入式"的模块，具有优良的"兼容性"。"嵌入式"的项目服务模式保证了服务范围的全面性，保证了服务质量的可靠性，保证了服务对象的实惠性，促进了荣军、荣军医院内部和社工的完美融合，还有效地整合和运用了各种资源。

3. 建立了社工、义工多方联动服务机制，有效提升了荣军服务水平

社工进一步整合拥有社工资格证的医护人员和热心公益活动力量，成立了社工俱乐部和荣军义工服务队，把社会工作的理念、方法融入日常的医护工作中，实践"生物—心理—社会"现代医学模式；并充分调动荣军医院医护人员、义工和院外义工的力量，协助荣军强化社会支持网络，有力地改善了荣军生活环境和生活质量。

（三）社工服务理念广泛深入民心，医院服务质量和服务内涵进一步提升

通过社工培训活动和各种大讲堂活动，社工理念得到全面的普及，全体服务对象和荣军医院广大员工普遍接受社会工作，许多社工活动得到了他们的积极参与和大力支持。特别是他们在日常医疗服务工作中学会运用各种社工理念和技巧，进一步融洽了医患关系，营造了浓厚的社工服务氛围，各临床科室的服务满意度达到历史最高水平，有力地推动了全院医疗服务工作向前发展。

五、全心服务模式的产生

优抚（荣军）社工和医务社工的成功试点取得了显著的成效，获得了服务对象（荣军和社会病人及其家属）、社会大众以及各级领导的一致欢迎和好评。但在试点工作过程中，由于原有基础相对薄弱、专业人才相对有限以及国家行政事业单位改革等各种因素的影响，社工试点项目在一定程度上还存在问题与不足。为改善试点工作过程中存在的薄弱环节，适应新时期社会发展的需要，向荣军提供更精准且更具有人性化的服务，从2013年开始，荣军医院进一步加强探索和总结经验，积极完善全心服务模式。

针对初期发展阶段存在的问题，荣军医院从社工素质、服务提供方式以及服务维度三个层面切入，提升服务模式。首先，荣军医院通过专业督导与培训提升社工人才素质，减少因社工经验欠缺对服务质量造成的影响。其次，荣军医院不再单纯依赖专业社工机构提供服务，而是通过内部培训，转化开发设置院内专业岗位，并结合专业社工机构的项目式服务，更全面地细化服务提供方式。最后，全心服务模式打破专业局限，从生态系统角度多维度、多专业地为荣军搭建支持网络体系。

全心服务模式延续初期探索阶段的系统生态理论视角，从宏观、中观、微观三个层面全面地保障荣军得到服务与支持。除此之外，全心服务模式从纵向的深度，以政策支持、部门支持、专业支持、自身支持、社区支持等五个维度编织荣军的全方位支持网络。荣军社工服务是医院医疗服务工作的重要组成部分，全心服务模式如何在优抚（社会）工作领域有机地与常规医疗、生活照顾等工作结合起来并形成合力，不断推动优抚医疗工作向前发展，最终形成具备本土特色的优抚（荣军）社会工作模式，这项任务可谓任重而道远。

第三章 全心服务模式的
理论基础与价值理念

第一节 全心服务模式的理论基础

通过本书第一章关于荣军服务的需求分析可知，服务对象的特殊性使荣军服务成为一项多元化跨领域的综合服务，荣军服务涉及优抚社会工作、残疾人服务、医疗服务、康复服务等多个专业。由于服务对象主要是长期患病的残疾军人，他们长期居住在医院中疗养甚至在医院终老，因此服务对象可能会面临身体机能退化、低自尊、无法扮演有意义的社会角色、失去重要关系人、因身体限制造成社会隔离等情况。[①] 上述处境容易滋生消极负面情绪，全心服务基于上述服务需求，从正面积极的角度切入，通过不同层级、不同渠道、不同角度动员荣军发扬身残志坚的革命精神，鼓励荣军安心休养，提升荣军生活的意义感。

荣军全心服务模式是以社会支持网络理论为基础，以正常化理论、增权理论、优势视角理论、互惠模式等残疾、康复及医疗专业的常用理论为支撑，由荣军医院通过多专业综合服务实践探索并总结而成的服务模式，包含荣军服务具体的介入方法。本节主要结合服务过程中的具体实践，对全心服务模式的理论基础进行阐述，从而综合总

---

① 参见叶秀萍《怀旧治疗对荣军休养员幸福度的影响》，载《现代医院》2013 年第 3 期。

结出全心服务模式的理论原则。

一、社会支持网络理论与实践

社会支持网络是指一组由个人接触所形成的关系网，透过这些关系网，个人得以维持其社会认同，并获得情感支持、物质援助、服务、咨询、新的社会接触等。因此，社会支持网络是由各种与主体相关，以有形和无形方式构建起来的支持系统。

人无法自绝于社会而存在，人类生存需要与他人共同合作，并依赖他人协助。人类生命发展历程中都会遭遇一些可预期与不可预期的生活事件，各种生活事件会给作为主体的人带来压力继而引发问题，因此，需要借助资源以解决问题。社会支持网络可缓冲压力所带来的负面影响，为个人提供事件解决方法，或直接参与事件解决过程，强化社会弱势群体的网络范围与支持功能。

社会支持理论认为，一个人所拥有的社会支持网络越强大，就越能够应对各种来自环境的挑战。个人所拥有的资源又可以分为个人资源和社会资源。个人资源包括个人的自我功能和应对能力，社会资源则是指个人社会网络中的广度和网络能够提供社会支持功能的程度。以社会支持网络为基础的介入，社工需要对服务对象的社会支持网络和社区不同的层面进行评估，从而拟定工作计划。因此，基于社会支持理论的社会工作介入的要务是：一方面帮助服务对象运用网络中的资源解决问题；另一方面帮助服务对象弥补和拓展其社会支持网络，使他们提升掌握和运用社会支持网络的能力，从而达到助人、自助的目的。

荣军在负伤或患病之后，面临着身体、身份和生活转变带来的巨大压力；同时，环境的转换切断了他们与原有支持网络的联系，使荣军容易产生孤独、自卑甚至绝望的负面情绪。因此，通过重新搭建荣军的社会支持网络能够预防危机的发生，减少压力所造成的不良影响。社会支持网络的增强有助于提升他们的心理健康水平。从有形和无形的支持层面来分析荣军医院为在院荣军所构建的支持网络，可以发现医院为荣军提供的有形的支持包括休养环境、医护条件、生活津贴和生活照顾等；而无形支持方面，医院通过鼓励、安慰、嘘寒问暖、关爱及情绪抚慰、休闲娱乐等提供精神上的支持。从社会支持网络的来源看，医院构建荣军支持网络是多角度多层次的，本节以此为分析依据，从政策支持网络、医院部门支持网络、多专业支持网络、荣军自身支持网络以及社区支持网络五个层次阐述全心服务的实施模式。支持网络的搭建最终是为了帮助荣军助人、自助，达到社会共融。

二、正常化理论与实践

正常化理论源于1959年丹麦颁布的《社会福利法》。这项法律前言中的一句话诠释了正常化理论的精髓，即"正常化的意义是：允许智障人士有尽可能正常的生活"。随着正常化理论被各国各界广泛接受，该理论逐渐被用于分析诸如精神病患者、伤残人士等特殊社会群体。在社会工作领域，正常化理论一般有两种含义。第一，由于贴标签的缘故，人们习惯将残疾人等一些服务对象的行为视为异常，并采用主流社会习以为常的所谓"正常"的方法去治疗他们，而这样的做法实际上是有失偏颇的。因为在一些治疗者或助人者眼里不正常的行为，可能在服务对象群体中是正常不过的事情，只因助人者将自己的价值与眼光强加于受助者。因此，问题并不在于服务对象的不接纳或者抵抗，而是出在助人者对服务对象的特殊界定、特殊对待上。第二，所谓正常化，就是为受助者提供与平常人相似的生活环境，包括让他们回到自己熟悉的平常社会，过常人的生活。帮助残障人士的正常化，应当使他们的日常生活模式及条件尽量与社会中大多数人一样，而不是有意地将他们区分开来。以往的院舍化服务容易将残障人士与外界隔绝，造成残障人士被标签、被误解、被禁锢。现代残障服务强调"去院舍化"，通过社区融合，让残障人士重新适应社会生活，维护残障人士的尊严，帮助残障人士实现自我价值。

正常化理论在荣军服务中的应用，主要体现在我们如何看待

"残疾军人"这个事实以及如何保障残疾军人过上常人的生活。在荣军医院的残疾军人主要分两类,一类是长期卧床、无法自理的失能荣军,另一类是身体残障但生活可以自理的半失能荣军。对于第一类的荣军,医院通过医生、护士、护工、社工等专业团队,为他们提供医疗康复、生活护理和精神关怀,以家人般的陪伴和照顾让他们能够有尊严地休养。例如,每天给他们洗澡、擦身、喂饭、翻身;时时刻刻监测荣军的身体状况和病情变化,定期开展荣军健康评估,对病重荣军及时会诊和转院治疗,对危重荣军全力救治;对于生活尚能自理的荣军,通过康复训练、休闲活动安排以及岗位开发等帮助荣军维持身体机能,引导荣军积极参与社区生活。荣军医院还通过"荣军进校园"等活动,让荣军走出医院,接触社会,担任荣军爱国主义教育使者。上述活动使荣军充分感受到他们虽然身有残疾,但依然富有能力。在保证荣军正常生活的同时,让荣军发挥个人能力也是正常化的重要一环。

三、增权理论及实践

增权理论源于19世纪末20世纪初的睦邻组织运动。增权是一个合作的过程,是与参与者一同工作、形成伙伴关系的过程;增权的过程是动态的、合成累积的、经常改变的、不断发展的;增权是一个尝试去增加政治权利的过程,是一个促使个人有足够能量去参与、控制以及影响其生命的过程。增权在本质上主张平等主义。[1]

增权既是一个过程,也是一个结果。它实际上涵盖了三个层面:①个人层面的增能,发展一个更加积极、更有影响力的自我意识;②社区层面的增能,获得知识,提高能力,以便对周边的社会政治环境有更具批判性的理解;③社会层面的增能,通过获得更多的能力和资源,以实现个人和集体的目标。这里对增权的理解更多是在社会政治层面上,主要体现为社会行动。在荣军工作中,同样会涉及政治政

---

[1] 参见张洪英主编《小组工作》,山东人民出版社2015年版,第67～68页。

策，我们需要对荣军进行正确的引导，在提升荣军福利的同时增强荣军的自我认同感。

增权的介入策略，即态度的改变—集体经验分享—评判性思考—行动。首先是意识的"醒觉化"，即改变当事人的态度、价值观和信念，令当事人感觉自己是一个有自控力的主体，而非被操纵的客体，进而有能力找出问题的成因，去影响出现的问题并解决问题，有能力取得资源与机会。其次是训练，即知识、技巧与权利的分析。再次是共同的支持，即自助网络支持系统和互助小组。最后是集体活动的参与，通过这个活动，寻找产生权利阻碍的人际关系、政策、制度和设施等，使这些变得更平等，使社会更尊重人权、民主、公益和公平，从而改变不平等的社会关系、减少不公平的对待。增权最终目标是提升个人效能感、建立人际交往网络、追求社会公平。

增权理论在残疾荣军身上的运用主要是从全人发展的角度出发，通过各种措施，促进荣军身体机能、社会功能的恢复，增强自我效能感，提升他们对生活的信心，减轻荣军因残疾而产生的"拖累"他人的无能感。全心服务注重荣军效能感的提升，医院通过管理体制的改革帮助荣军减少无能感。荣军医院按照荣军的残疾情况和身体恢复状况，将其管理分为居家疗养模式和住院模式，根据不同的荣军的实际需求，灵活安排医生查房，提供更人性化的康复治疗时间。荣军医院病房管理模式改革是对荣军增权的体现，经过集体讨论，院方聆听荣军的声音，重视荣军的需求，通过全院的支持和努力，让荣军可以得到更为人性化的对待。

四、优势视角理论与实践

优势视角关注人的内在力量和优势资源，强调把人们及其环境中的优势和资源作为社会工作助人过程中所关注的焦点，而非关注其问题和病理。优势视角基于这样一种信念，即个人所具备的能力及其内部资源允许他们能够有效地应对生活中的挑战。因此，在实践过程中，社工应做的一切就是发现、寻求、探索及利用服务对象的优势和资源，协助他们达到自己的目标，实现他们的梦想，使服务对象面对他们生命中的挫折和不幸，抗拒社会主流的控制。①

优势视角的基本信念包括：①人有巨大的潜能与力量，它们使人们可以直面不幸，超越自我与环境的限制。人的经验、品德、天赋、感悟、故事、灵性、意义与社区资源等都可以是优势所在。②与服务对象、委托人之间属于合作伙伴关系，扩大服务对象的能力，强调优势，关注个人或家庭与环境，将服务对象视为积极的能动主体。③优势视角认为，若成员资格缺失，即不归属于某一团队，因而缺乏由此而来的身份、权利与参与，这样的人有被边缘化、被异化和被压迫的风险。所以，人们必须走在一起，通过共同参与实现需求的满足。④工作人员必须对服务对象有充分的信任，激发服务对象的内在潜能，协助服务对象创造新的生活。⑤服务对象都具有抗逆力，这是个人自我纠正的取向。抗逆力可以让服务对象直面身心内外的挑战，超越和克服负面事件。

优势视角在荣军服务中是不可或缺的。因为身体的长期残疾，荣军容易产生消极无能感，所以在服务中需要通过挖掘荣军的优势，让他们找回生活的意义。荣军医院岗位开发就是通过优势视角帮助荣军重拾生活信心的一种介入手段。荣军在岗位上既能发挥自己的能力，又能够增加与社区的互动，走出"病人"的界限。

五、互惠模式理论与实践

互惠模式主要运用于社会工作的小组工作中，荣军医院作为一个类院舍式的场域，荣军与荣军之间、荣军与工作人员之间的互动模式，与小组动力有类似的地方。互惠模式，又称"互动模式""交互模式"或"调解模式"。其基本假设是：个人与社会之间存在一个有机的、系统的互相依赖关系。小组是个人和社会发挥动能的场所，也是一个互助系统。在小组中，成员依靠其他成员作为自己解决问题、

---

① 参见张洪英主编《小组工作》，山东人民出版社2015年版，第68～70页。

发挥潜能和建立信心的资源，个人和社会的功能能够得到发展和发挥。互惠模式的核心概念是互动。其强调通过组员之间、组员与小组工作者之间、组员与机构之间的有效互动，实现小组的健康发展与个人问题的有效解决。互惠模式的基础是系统理论。系统理论认为，人不是孤立的个体，而是动态社会系统中的一分子，每个个体之间都是彼此互动、相互依赖、相互影响的。人的一生都要受环境的影响，也对环境有能动作用。在此基础上，互惠模式的目标是使小组成员在社会归属和相互依存中得到满足，帮助和支持成员掌握沟通的知识和技能，提高沟通能力，学会适应，达致成长；同时，协助成员学会解决问题，学会相互承担责任。

基于互惠模式的全心服务模式强调的是荣军与环境之间的互动关系。支持性的环境有利于荣军的成长。荣军医院一直将荣军服务工作视为全院性工作，除了通过争取经费为荣军提供优美舒适的生活环境和先进的医疗康复服务之外，还通过链接院内外的人力、物力资源，为荣军搭建有效的支持网络，让荣军在医院中能够感受到归属感。除了荣军科、社工科等职能服务部门外，荣军医院全院上下通力合作，为荣军服务提供多方支持，尤其在志愿者资源、"手拉手"院内互助活动、健康讲座、社工职称考试培训等方面，人事科、总务科、医务科、护理部等多部门跨专业合作起到了良好的互助促进作用。

综上所述，全心服务有以下基本的理论原则：

（1）以助人、自助为目的，以构建社会支持网络为保障；

（2）尽力保障荣军正常化生活，尽力促进荣军身心健康与和谐共融；

（3）理解荣军的需求，不强加、不标签、不压制；

（4）确保荣军的平等参与，提升荣军的自我效能感；

（5）激励荣军的潜能与力量，协助荣军突破局限，实现自我成长；

（6）与荣军建立伙伴关系，发挥荣军积极能动性；

（7）搭建权利维护体系，减少荣军社会参与的阻碍；

（8）荣军服务是一个人与人之间、人与组织之间、人与环境之间有效互动的过程。

第二节　全心服务模式的价值理念

服务模式离不开服务理念的支持，服务理念的支持能保障服务不偏离正轨。坚持党的领导，坚持社会主义核心价值观，坚持以人为本，坚持军人本色，这是支撑全心服务模式正向发展的核心理念。其具体包括三大方面。

一、以巩固国防为目的，维护荣军荣誉

优抚工作是指国家和社会依法对以军人及其家属为主体的优抚对象实行物质照顾和精神抚慰的一项特殊社会工作，是我国社会保障体系的重要组成部分，也是我国民政事业的重要工作内容之一。做好这项工作，对于巩固国防，密切军政、军民关系，促进经济发展和保持社会稳定，都具有十分重要的意义。因此，优抚工作不仅仅是个人的工作，更是国家的工作，必须坚持贯彻执行国家关于优抚工作的政策理念。

新时期的优抚工作在以国家利益为重的基本原则上更具人性化的色彩。习近平总书记在 2015 年新春茶话会中提出要依法维护好广大官兵和优抚对象的合法权益，强调提升军事事业的吸引力和后续力量的重要性。2016 年，全国双拥工作领导小组致全国广大官兵和优抚对象的慰问信中提出，双拥部门要深入贯彻党中央、国务院、中央军委和习近平总书记关于加强军政、军民团结的决策部署，围绕"四个全面"战略布局，着眼于政治建军、改革强军、依法治军，珍惜政治荣誉，发扬优良传统，以昂扬的精神、严实的作风投身双拥实践的决心，号召军民共同筑梦、圆梦。国家领导人和党中央部门对双拥工作的重视，鞭策着荣军医院工作者牢记服务好荣军便是服务好国防，荣军的荣誉便是国家政治荣誉。

随着时代变化与人民需求的变迁，国家发展政策也相应调整。党的十八届五中全会提出创新、协调、绿色、开放、共享五大发展理念，集中体现了以习近平同志为总书记的党中央治国理政的新理念、新思想、新战略，是引领党和国家各项工作的灵魂和红线，是深化民政工作改革发展的行动指南。优抚工作是社会保障体系的重要内容，始终与党和国家的发展紧密相连，始终与国防和军队的建设密切相关。新时期的优抚工作更要坚持五大发展理念，不断开创局面，适应国防和军队改革的新要求，更好地服务强军目标。①

二、以人为本的价值理念

优抚对象虽然具有国家军人的身份，但更重要的是，他们是作为一个人在这个世界上存在。所以，优抚服务需要强调"以人为本"的价值理念。"以人为本"重视人自身的主体性，按照科学发展观的核心理念，就是要尊重人、理解人、关心人，就是要把不断满足人的全面需求、促进人的全面发展作为发展的根本出发点。在社工专业领域中，"以人为本"则是强调人的能力和改变的力量，以真诚、尊重、接纳、同理等基本原则协助个人的成长。

荣军医院在优抚服务过程中强调基于荣军的需求，以尊重和亲情式的陪伴为荣军群体提供人性化服务。近年来，荣军医院不断优化荣军医疗生活设施，推动荣军生活补助稳步提升，极力推进新荣军大楼建设，这些措施极大地保障了优抚对象的生活质量。"以人为本"不仅仅是物质需求的满足，更重要的是精神需求的满足。荣军医院在服务过程中与荣军建立信任关系，以家人般的关怀了解荣军的困难。通过引进专业社工机构并成立社工科等创新举措，为荣军提供更专业化和多元化的服务内容，在解决荣军身心困难的同时促进荣军的能力发展。人的服务不可能一成不变，荣军具有主观能动性，他们的需求是动态变化的，只有坚持"以人为本"的理念，以不变应万变，才能

---

① 参见田春《调研与研究：关于加强和改进优抚工作的思考》，载《调查与研究》2016年第8期。

够确保荣军服务有的放矢。

三、全心全意的服务理念

荣军医院一直坚守"荣军之上，以人为本，助人自助，和谐共融"的服务理念，全心全意投入荣军的服务。"全心"的荣军服务主要体现在为荣军服务的过程中需要有爱心、耐心、诚心、细心、责任心。

荣军的另一个身份是残障人士，他们经历着病痛的磨难。因此，全心服务要求工作人员理解他们的处境，怀着一颗爱心与他们相处。在长期疾病的折磨下，荣军容易产生消极负面的情绪，也容易有情绪波动。因此，在优抚服务的过程中，服务人员要耐心，寻找荣军产生情绪的原因，积极倾听荣军的苦恼，尽力帮助荣军解决问题。全心服务需要诚心，要真诚地与荣军平等交往，而不是以专家口吻或者高人一等的态度对待荣军；尊重荣军、真诚地肯定荣军的能力，而不是把他们视为弱者或无能力者。荣军服务涉及其生活中的方方面面，所以需要工作人员细心对待。即使只是帮荣军煮一顿饭，也需要考虑荣军的身体状况，进而决定是否需要少糖少盐、是否可以使用筷子、是否需要护工喂饭等等，这些细节在每一次的服务过程中都需要设身处地地为荣军安排妥当。最后是责任心，这是一份服务人的工作，涉及人的生命与尊严。因此，每一个工作人员都需要谨记生命的重量，平等地对待荣军、尊重荣军，认认真真地对工作负责、对专业负责、对服务对象负责。全心全意、尽心尽力才能创造出色的服务。

第四章　全心服务模式的逻辑框架

　　以丰厚的理论原则为基础，以正向的价值理念为依据，立足于生态系统的服务视角，社会支持网络下的荣军全心服务模式在实践中主要从五个维度切入工作，即政策支持、部门支持、专业支持、自身支持、社区支持（见图4-1）。政策支持，顾名思义，便是在政策上的保障落实，主要体现在民政部门、医院党政部门等领导工作方面。部门支持主要是指全院各部门的参与，优抚对象是医院的主体服务对

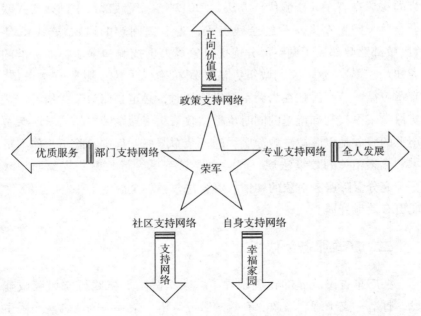

图4-1　社会支持网络下的荣军全心服务模式

象，是医院的立院之本，因此全院共同参与是荣军服务有效开展的重要保障。专业支持是指荣军服务过程中社工的专业化服务以及医疗、康复、护理、社工等多专业的合作。自身支持主要是关注荣军自身资源的开发以及网络搭建。社区支持则是链接院外资源和社会群体共同参与荣军服务。

第一节　搭建政策支持网络
——党政部门政策支持，树立正确的价值观

一、政策为保障

优抚工作作为国防工作中的重要一环，国家、省市从政策上保障了荣军的生活。2007年民政部、财政部、劳动和社会保障部以及卫生部联合颁发的《优抚对象医疗保障办法》，广东省政府2011年修订的《广东省军人抚恤优待办法》，2013年《民政部、中国残疾人联合会关于残疾军人享受社会残疾人待遇有关问题的通知》，2015年《民政部财政部关于调整部分优抚对象等人员抚恤和生活补助标准的通知》，等等，这一系列政策办法的颁布确保了荣军服务有法可依、有章可循。荣军医院在为荣军提供服务时，必定是以政策为指导，切实保障荣军权利和待遇的同时也根据政策法规甄别荣军的需求。荣军至上的服务是以政策法规为底线的。荣军服务过程中，除了工作人员需要熟悉相关的政策法规，同时也要对荣军进行政策法规的通识教育，充分保障服务对象的知情权等合法权益。全院上下一心，服务才能更有效地开展。

二、廉政服务为依托

在广东省民政厅的正确领导下，荣军医院严格践行党风廉政建设，打造一支干练、廉政、有效的服务队伍。荣军医院认真落实民主集中制和议事规则，对凡涉及医院发展大局的重大决策，干部任免、人员聘任均由党委会、院办公会或院务会集体讨论决定。荣军医院在内部管理方面对民主、廉政、公开、效率的推广，为干部职工以及荣军树立了一个正面的服务形象。

三、领导关怀为助力

关怀和陪伴既是荣军服务的日常工作，也是荣军服务的中心价值之一，党政领导带头做好荣军的关怀和陪伴工作。每逢特殊节日，如"八一"建军节、国庆节、春节等，省市等各相关单位以及荣军医院领导都会探望慰问荣军，为他们带来节日的问候或祝福，让荣军减少孤独感，为荣军带来家人般的支持。荣军医院领导深入群众，甚至带头到一线岗位体验服务，曾开展了"到饭堂帮一次厨，到门卫当一回保安，为荣军做一次饭，到门诊当一回导诊"的"四个一"活动，为更切实解决荣军问题提供思路。如果说政策只是制度价值系统，那么党政领导的关怀便是温暖的人性关怀的体现。

四、党员队伍建设为示范

作为医院政治价值理念的掌舵者，荣军医院院党委始终把加强队伍建设放在首位，不仅严于律己，更是深入群众，为人民服务。党员干部在政治纪律、组织纪律、廉政纪律等方面的严于律己，为员工和荣军做好带头榜样。医院党委不仅服务职工党员，还为荣军党员提供服务。荣军科党支部书记经常走访荣军病房，以保持荣军党员的政治觉悟性，发挥荣军党员在休养荣军中的先进带头作用。荣军党支部着力改善荣军精神生活，为荣军解决生活大小事情，组织荣军活动，保持荣军积极向上的精神面貌。

第二节　搭建部门支持网络
——全院共同参与支持，保障荣军服务质量

优抚服务是荣军医院的核心业务，为了给荣军提供更有保障的服务，荣军医院进一步优化医疗架构、强化康复专科建设，提高医疗服务水平，大力拓展医疗服务市场。2016年，荣军医院更是为争取创建三级专科康复医院而不断提升服务。

一、加强康复学科建设，确保硬件支持力量

为加强康复学科建设，荣军医院加大基础设施建设，购置投入康复医疗设备和X光、彩超等常规设备，装修改造康复门诊区和康复二科病房；引进专业人才，强化康复学科专业能力，完善康复科目设置；增加康复病床，增强接收能力。康复科室更加细化和专业化，打造了三大康复科室的服务特色。康复一科优化病人康复治疗流程，制定初期、中期、末期评估系统操作规范，康复治疗服务更加专业；康复二科加强科室管理，对康复治疗中心工作大量改进，理顺关系，提高了康复治疗质量；康复三科加强康复特色科室建设，为每位病人制订科学规范的康复治疗训练计划，有针对性的提高康复疗效。

二、加强医疗人才队伍建设，提高软件支持力量

医疗服务水平的提升离不开专业技术人才队伍建设。荣军医院通过落实继续教育培训考核制度，举办多场次学术讲座、活动，外派医护人员到三甲医院进修等措施，致力于建设一支高效优质的人才队伍，为荣军的医疗健康服务提供坚实的后盾。

三、加强医院经济效益，确保物质支持

除了民政部门支出给荣军的津贴，荣军医院也在自身财政上保证荣军每年的生活津贴有所增加，提升荣军生活质量。荣军医院通过提高医疗服务能力，推广新技术、新项目，加大医院特色医疗项目宣传，树立医院品牌，拓展医疗市场，增加经济收益，提高效益。

四、加强全员联动机制，确保支持及时有效

荣军医院从制度上设立行政查房、各科室之间的联动转介机制，保障各部门协同解决荣军困难，真正做到"荣军无小事"。定期深入临床科室开展行政查房，及时处理临床科室运行中遇到的困难，解决荣军生活中遇到的多个问题，保障了临床科室正常运行。荣军科医护团队在服务荣军的过程中如果发现荣军有需要门诊或者其他科室进行介入的健康问题，或者是在生活上的难题，都会马上联系和转介到相关医疗科室以及总务科，力求荣军的问题得到及时有效的解决。

五、全院共同服务荣军，搭建院内荣军支持网络，推广"手拉手"荣军结对志愿服务

为了在全院广泛建立健全"重视荣军、服务荣军、关爱荣军"的长效机制，切实满足荣军各种实际需要，荣军医院专门制定并印发了《"手拉手"荣军结对志愿服务指引》，对服务宗旨、主要任务、服务流程和服务考核等提出了明确要求。荣军医院各结对科室积极行动，深入联系荣军并开展"五个一"服务计划：即每月至少一次走访探望活动，建立一个服务登记反馈册，举行一次生日（过节）庆祝活动，为荣军办一件实事好事，请荣军提一次工作意见或建议。"手拉手"结对科室每年建立"手拉手"计划，定期开展活动，并且及时登记情况、总结经验。荣军科和社工科主要协助结对科室建立志愿服务平台，协调荣军活动时间，提供活动音响、场地，策划并协调科室活动，等等。"手拉手"帮扶服务成为广大员工与荣军沟通联系

的重要服务载体。

六、行政后勤保障供给有力，服务荣军生活起居

全院各科室大力支持荣军服务工作，特别是行政后勤科室，为荣军服务提供了强有力的保障，涉及荣军康复休养生活的方方面面。荣军的大部分时间都是在房间里面度过的，特别是智力受损荣军和卧床休养荣军，他们几乎100%的时间都在房间内休养。因此，医院尽力将荣军的房间布置得具有家的味道，而不是冷冰冰的病房。荣军的思想政治工作主要由医院支部书记负责。荣军科的医护人员除了负责荣军的日常医疗保健之外，也如家人一般地与荣军交往、谈心，及时发现荣军的各种需求和困难。通过全院全方位的配套服务，较好地满足荣军的各种需要，促进了荣军的身心健康和愉快休养。

七、推动全院社工人才队伍建设，提升专业服务

作为民政系统下的直属单位，荣军医院对工作人员有较高的专业要求，因此积极鼓励职工报考全国社工职业考试，保证医院人员的社工专业服务水平。荣军服务既涉及医疗专业知识，也涉及社会工作知识。针对医院社工科的专业人才队伍建设，荣军医院聘请香港资深社工作为督导，并组织社工定期到兄弟单位和专业机构进行交流培训，促进社工能力的持续成长。随着医院认识社工服务、懂得专业社工服务人员的增多，荣军的精神生活也得到更多的重视。全心服务不仅仅是对看得见的需求的满足，更需要用心去体会荣军看不见的需求。社工的专业性便能够帮助医院职工们更加用心地走近荣军的世界，为其提供更精细化的服务。

第三节　搭建专业支持网络
——院内外多专业力量支持，提供有效优抚服务

荣军医院作为全国第二批社会工作人才队伍建设试点单位，2009年开始相继与广州市启创社会工作服务中心、广州市北达博雅社会工作资源中心等专业社工机构合作，购买荣军社工服务，为院内荣军、员工、志愿者等提供社会工作服务。2012年起，荣军医院进一步壮大和完善院内社工队伍，从一开始的"外部社工专业团队+内部专职社工队伍"联合发展的模式逐渐转化为今天的"医院专职社工+医院具社工资格医护人员+医院医护人员义工+院外义工+外部社工项目"多方联动模式。多方联动模式从专业化的角度为荣军搭建支持网络，不仅深化了专业的服务理念和方法，而且带动了医院社工服务氛围，显著地提高了服务荣军的能力和水平。

一、专业的支持网络搭建首先必须保证服务的规范性

从建立社工科开始，荣军医院便规范社工科岗位及制度，确保荣军社工服务有序开展。根据《民政部关于民政事业单位岗位设置管理的指导意见》和《广东省事业单位分类改革实施意见》有关精神，目前，荣军医院社工科配备了科长、副科长各1名，专职前线社工3名，此外还另设有行政督导和专业督导各1名。在社工科和专业督导的带领下，每年专职社工都会根据荣军需求策划并开展一系列卓有成效的社工服务工作。

无规矩不成方圆，制度是服务有效运行的保护网，医院社工科制定了《社工科职责》《社工科科长职责》《社工科工作人员职责》《社工科个案管理制度》《社工督导制度》《社工工作制度》《社工服务档案管理制度》《社工考勤制度》《志愿者管理制度》《社工科架

构》等相关制度。这些规章制度明确了社工科长（副科长）、专业督导以及专职社工的工作职责以及各项工作流程，并且将这些规定"上墙"，时刻警醒社工服务的规范性。

二、社工开展服务活动都严格按照制度办事，确保了各项服务活动（计划）取得实效

荣军医院社工科在服务过程中严格把控个案和小组活动的设计与执行，严格把控社工的工作评估考核的管理，严格把控社工服务活动档案资料的管理，严格把控各项活动经费的预算及报销管理，加强与临床科室和相关部门的合作。对社工的严格要求便是对服务质量的最佳把关。随着医院自身专业社工队伍的成长和进步，社会工作理念和方法已经在全院得到全面普及，近年来社工更是深入三个临床科室开展专业医务社工服务。

三、运用"三大社工"方法、链接多专业力量，从四个层面的需求推动荣军全人发展

以荣军至上，以人为本，助人自助，和谐共融为服务理念，荣军医院社工运用个案、小组和社区"三大社工"方法，为荣军提供从预防性、发展性到治疗性的全面服务，紧紧围绕荣军病情、生活、能力和志愿者服务四个层面强化服务，医生、护士、社工、义工等队伍密切配合，努力满足荣军在"身、心、社、义"各方面的需求。

四、医、护、社多专业合作，搭建荣军健康保障网络

荣军医院多专业合作最突出的表现为"荣军健康快车"服务平台的搭建。"荣军健康快车"服务对荣军的医疗需求做出快速反应，与此同时也积极配合荣军科做好患病荣军的治疗和康复工作。服务社工坚持每天都参加荣军科早交班和每周查房，遇到荣军病发时，及时协助荣军外出进行各种治疗，如透析、手术、交费、家属探视等，一系列的服务工作有条不紊，既与荣军科做了大量的协同工作，又细致

深入地做好荣军情绪疏导、自信心提升、后期康复跟进等专业工作，确保了荣军的身体得到较快康复，家属的焦虑情绪进一步化解和稳定。医疗团队、康复团队以及社工团队的携手合作，为荣军搭建了一个身心健康支持网络，减轻了荣军患病期间的压力，无疑也提升了荣军在健康不佳时的抗逆力。

五、借助专业外界机构力量，发展精细化服务

除了借助院内的专业力量，荣军医院将专业支持网络搭建拓展到院外专业机构。2016年，医院购买了两个社工服务专项，力求让服务更加精细化。一个是残疾荣军社工服务与研究项目：借助中山大学社会学与人类学学院、广州市中大社工服务中心（依托中山大学社会学与人类学学院成立的社工服务机构）和益先社会工作研究院的资源，进一步提升医院荣军社工服务内涵和质量，全面总结医院社工服务经验，探索社工服务新模式。另一个是创新复退军人社会工作服务项目：结合海珠区及荣军医院院内复退军人的需求，借助广东省启航社会工作支援中心的资源，全面做好复退军人需求服务；同时，通过专业服务，提升医院治院及员工服务能力，促进医院业务健康发展。作为医院专业力量的补充，荣军医院购买服务从研究、培训等多元化的角度保证荣军服务的有效性。

第四节　搭建荣军自身支持网络
——挖掘荣军自身支持系统，构建荣军幸福家园

全心服务的理论原则之一是相信荣军的潜能和力量，协助荣军突破局限。荣军自身资源也是社会支持网络的一个重要来源。全心服务通过正式和非正式等介入方式，积极挖掘荣军的自身支持网络，为荣军营造温馨、充满希望的生活家园。

一、通过个案管理、常规小组和活动等正式的介入方式搭建自身支持网络

荣军医院以"一人一档案、一人一团队"的方式为荣军建立个案管理系统。社工深入荣军科和荣军各个病房，详细了解荣军的个人基本信息、受伤情况及后遗症、入院后的医疗护理状况、在院的适应情况及特别事件、家庭关系以及社会关系网络等情况，为每位荣军专门建立个案档案夹，对相关案例进行详细记录。社工运用社会工作专业理论，通过"同理""深层聆听"等技巧，顺利与荣军建立起相互接纳和支持的关系。社工及时分析问题及探讨深层次因素，大胆尝试和探索，采取各种专业理论和工作方法，及时疏导和化解荣军的心理情绪；同时，联系各种社会资源尽力解决荣军遇到的实际困难和问题，确保他们情绪稳定、安心休养。有别于普通个案工作，荣军的病史对于荣军的个案介入有重要影响。从病史中可以得知和荣军接触需要注意的地方，比如听力受损或躯体某些部位的移动不是很方便等等，更重要的是有助于工作人员有效地对荣军产生同理。如此一来，工作人员的个案辅导工作便可以做得更加精准到位。社工的个案工作并不是一个人的辅导，而是一个团队的辅助。每个荣军都会配备一个主治医生、一个主要负责的护士以及一个护工。社工、医生、护士以及护工之间互相配合，从不同的角度了解并满足荣军的需求，促进荣军的身心健康，巩固及强化荣军的社会功能。

为培养荣军的兴趣，促进荣军的潜能发展，充实荣军的休养生活，医院为荣军安排了丰富多彩的常规活动，如"健康乐逍遥"健康养生讲座、"手拉手"荣军美食小厨小组、生命故事回顾项目、"手拉手"支援帮扶服务、荣军使者进校园（社区）活动。常规活动的开展除了提升荣军的生活趣味，更重要的是在活动过程中增强荣军的能力感和自信心，从而强化他们的自我支持系统。

推进助人自助双赢计划系列服务项目，开展荣军类就业。医院相信荣军的潜能，相信荣军身残志坚的精神，因此通过开展岗位适应工

作坊、能力培养小组、就业辅导、安全教育、岗位开发等活动，帮助荣军发挥一技之长。荣军医院的类就业服务已帮助至少6位荣军踏上院内的工作岗位，比如协助科室打印患者清单、收洗医护人员工衣、负责荣军食堂饭票售票工作，使他们从传统的被照顾者成功转变为服务的提供者，实现了休养荣军新的人生理想，进一步提升了荣军服务的内涵和范围，探索了一条新的服务模式。

二、荣军医院院内员工与荣军"军民一家"的相处模式 以非正式的介入方式搭建荣军自身支持网络

荣军长期生活在医院，与家人的联系逐渐疏远，来自家庭的支持网络越来越弱。荣军医院作为荣军的第二个家，职工们与荣军如家人般的相处弥补了荣军家庭支持网络的缺失。

社工科每个季度为荣军举行主题生日会，并邀请"手拉手"科室以及他们的家人一同参与，为荣军送上祝福。庆祝生日是对生命的一个尊重，也是对生存意义的一个重视。部分荣军也会在生日当天邀请医院的职工以及其他荣军一同聚餐庆祝。可见，荣军与荣军医院职工之间建立了相互信任、平等交往的关系。

此外，每逢节假日荣军医院也会组织丰富多彩的活动充实荣军的生活。"每逢佳节倍思亲"，如果没有陪伴和支持，在春节、中秋、国庆等普天同庆的日子，荣军只能孤零零地自哀自怜，更容易产生消极厌生的情绪，医院职工的陪伴便显得更为重要。在这些特殊的日子，从院领导到护工，都不会忘记给荣军送上一句祝福，带上一声问候。除了医院职工，荣军医院还会组织社区志愿者一同关怀荣军。在军人自己的节日——"八一"建军节里，荣军医院更是举办各种活动，如文娱表演、外出旅游、慰问探访等，感谢荣军曾经为国家做出的贡献，表达对军人最诚挚的敬意。

长期的相处与陪伴，荣军医院工作人员对荣军的关怀已是习惯性与自发性的，特别是"手拉手"科室和康复医疗科室的职工经常利用下班时间探望荣军、与荣军结成朋友关系，夯实了荣军的支持网络。

三、医院对荣军家属的照顾维系了荣军重要的家庭支持系统

荣军家属也是荣军服务中的重要部分。荣军医院重视荣军家属对荣军服务的意见，每年会召开家属见面会。一方面结合家属的意见改善荣军的服务计划；另一方面也提醒家属作为荣军支持者的责任，维系家属对荣军的关心与支持。部分荣军家属经常会到医院探望荣军，医院也通过为他们提供住宿等确保荣军和家属能共度一段美好的家庭时光。有时候，荣军的家庭出现问题，医院也会积极帮忙介入，减少荣军在休养过程中的后顾之忧。如荣军医院通过民政系统帮助某位荣军的儿子就读民政系统下的学校并在其毕业后安排相关的工作，让荣军的儿子可以在荣军身边照顾他、陪伴他，这有力地增强了荣军的生存意义，让荣军的生活有所依靠、有所盼望。

第五节　搭建社区支持网络
——拓展社区支持力量，搭建志愿服务网络

以共融为目标的服务离不开社区。由于身体条件限制，荣军很少与外界接触，但大多数的荣军与社会交流的意愿强烈，因此促进荣军的社会接纳和社区共融也是荣军服务的主要目标之一。为此，社工大力策划并开展了一系列社区志愿服务和融合活动，极大地丰富了荣军的生活，有效地促进了荣军与荣军医院内部"小社区"以及外部社会"大社区"的融合。社工广泛联系和发动周边社区志愿者，充分运用荣军医院内部志愿者和机构关联单位的人力资源，举办了一系列的院外社区融入活动，如"大爱同心"志愿联谊服务计划项目，荣军医院挖掘和组织院内外各艺术、社会团体，开展各类"大爱行动"，推进荣军与艺术团体的交流与互动。

建设社区志愿队伍也是荣军医院促进荣军与社区融合的重点。荣军志愿服务队伍协助组织"一帮一"助残拥军志愿活动和荣军医院院内的"手拉手"帮扶服务。"一帮一"服务是由海珠区团委牵头区内各团组织参与的志愿服务项目，通过一个团组织结对一名荣军的方式，定期派志愿服务人员上门探访、慰问并提供帮助。该活动已坚持了23年，成绩显著，长期不间断的服务受到荣军的欢迎和肯定。该活动也曾被团中央评为先进服务项目。

搭建校园志愿者支持网络，使学生走向荣军，荣军走进校园，形成双向互动，为荣军生活带来青春、希望和力量。大多数荣军正处于以传承和教育为主要人生任务的成年阶段，年轻人的陪伴能够为荣军提供展现个人能力的机会，也能够为荣军带来正向的生命力。荣军医院作为民政学校的实习基地，每年都会接受一批大学生到院实习并服务荣军。虽说是大学实习生服务荣军，但在与荣军的交往中，实习生们往往更多地学习到了荣军的人生哲学，从荣军身上学习到了永不放弃的精神。荣军医院也是海珠区爱国主义教育基地，荣军从受助者转变为助人者，为中小学生带来知识、带来军人的风采。如荣军医院在海珠区中小学团队联动中组织荣军使者走进校园担任手工制作辅导老师，与学生共同开展"乞巧"主题制作丝网花活动。学生们在荣军叔叔的指导下学习了新的技能，同时也领略了荣军叔叔自强不息的精神。与此同时，获得学生们的肯定和鼓励，荣军也增强了自信心，感受到了社区的接纳和支持。

联系企事业单位资源，强化荣军支持网络。荣军医院在服务荣军的同时也会积极联系外部的企事业单位资源，通过提供直接服务、提供员工培训或者是物资捐赠等方式让更多的社会单位认识到荣军群体。外界对于荣军群体的关注和了解有助于强化荣军社区支持网络，减少荣军社区融入的障碍。

综上所述，全心服务模式的实践是一个社会支持网络构建的过程，每位服务提供者必须时刻保持着对资源的敏锐度和活跃度，以优势视角与荣军一起搭建全人发展、社区融合的桥梁。

第五章　全心服务模式下的个案实践

第一节　全心服务模式的个案工作理论

一、个案工作的概念

　　社会工作作为一门助人的专业服务，个案工作是社会工作领域中一种重要的服务方法。根据社会工作专业训练教材的定义，个案工作是专业工作者遵守基本的价值理念，运用科学的专业知识和技巧、以个别化的方式为感受困难的个人或家庭提供物质和心理方面的支持和服务，以帮助个人或家庭减轻压力、解决问题、挖掘生命的潜能，不断提高个人和社会的福利水平。①

　　在这个助人的过程中，社工采用直接的、面对面的沟通与交流，运用有关人际关系与个人发展的各种科学知识与专业技巧，促使个人及其家庭改变心态、生活态度和行为模式，强化其适应生活和环境的能力，促进其潜能的进一步发挥，以促成具有建设性的自我发展与成长。②

　　个案工作除了提供必要的资源以改善环境外，更重要的是"运

---

① 参见全国社工职业水平考试教材编写组《社会工作实务·中级》，中国社会出版社2016年版，第231页。
② 参见全国社工职业水平考试教材编写组《社会工作综合能力·中级》，中国社会出版社2016年版，第117页。

用心灵的直接影响以增进人们的人际适应的能力"（里士满）。① 社工服务中，接受个案辅导的服务对象被称作案主。个案工作并不是直接替代案主解决问题，而是通过与他一起分析问题产生的原因，协助案主发现和肯定自己的潜能，共同寻找解决问题的方案，鼓励他自己去解决问题，最终让案主找到有效的与他人和环境互动的生活方式。

二、优抚个案工作的特殊性

优抚安置社会工作是军队社会工作的重要组成部分。它是优抚安置领域，综合运用社会工作的专业知识、技能和方法，以优抚安置工作案主及其相关人员和系统为工作对象，协助有需要的优抚安置社会工作案主，整合社会资源，协调社会关系，预防和解决问题，恢复和改善社会功能，使优抚安置社会工作案主有更好的社会适应和福祉的活动。② 因案主的特殊性，荣军医院优抚社会工作的个案介入有其特别的关注点。

1. 案主需求的特定性

因荣军医院接受的案主是在军队中因受伤或生病需要退役并在医院长期休养的军人，案主具有军人、病患、残疾人等多重身份，不仅如此，他们还是长者，这些身份决定了案主在需求层面上有其特殊性。具体而言，他们面临着生活适应困难，缺乏对疾病、护理的了解，自理能力低，难以接纳伤病残导致的障碍，存在家庭婚姻生活缺失，与社会隔离，缺乏社交网络，身心孤单等问题，部分甚至存在心理、精神障碍。

2. 案主需求的阶段性

当案主刚接受从部队进入医院休养的转换阶段，案主面临着重新适应生活环境的压力以及接受个人病情的心理挣扎。案主在军队过着一种高度团结一致的集体生活，具有强烈的军队情结；而进入荣军医

---

① 参见隋玉杰、杨静编《个案工作》，中国人民大学出版社2007年版，第2页。
② 参见全国社工职业水平考试教材编写组《社会工作实务·中级》，中国社会出版社2016年版，第209～210页。

院之后，更多面临个人的治疗和被照顾的生活。在这个阶段，他们容易因角色的转换和社会地位的变化而产生负面的情绪。所以，此阶段社工主要发挥医务社工的角色：在物质上，协助医疗团队设计符合案主的最佳医疗和康复方案，根据国家和医院政策确保案主的生活保障，联系案主的家人维持案主的支持网络；在心理上，与案主尽快建立关系，帮助案主进行心理调适，让其积极地面对自己的身体状况，减少案主的被隔离感和孤独感，必要的时候要进行危机介入。

随着案主逐渐熟悉医院的生活、接纳了自身的身体情况，他们的需求也逐渐转化为对生活质量的关注。在这个阶段，社工主要按照残疾人社会工作的模式进行介入。案主长期生活在医院中，除了接受治疗，还有大部分空白的生活时间，容易因无事可做而产生空虚消极的生活态度，也会因此产生不健康的生活习惯。因此，在荣军医院的优抚工作中，有一个突出的议题是协助退役伤病残军人，充分发挥其应有的潜能克服环境障碍，以达成其社会生活适应功能。社工通过技能培训、兴趣培养、志愿服务和社会接触等方式，帮助荣军医院案主发展和发挥自己的潜能，链接合适案主个人能力的工作岗位。另外，案主面临着社会融合的问题。作为一个残疾人，案主容易因身体的缺陷产生自卑无能感，也容易感受到社会的排斥和隔离。因此，社工在这个阶段需要帮助案主"走出去"，通过链接社会资源，达致案主与社区的共融。除此之外，案主面临婚姻家庭和生儿育女的问题。部分案主年轻时就转入优抚医院，他们正常的婚恋需求尚未被满足。因此，在休养过程中社工也要关注这部分的需求，结合政策法规寻找满足需求的最佳方案。

大部分在优抚医院休养的案主都会在此终老，因此随着案主年龄的增长，他们需要接受自己的病情恶化、身心老化以及能力退化等状况，也需要面临身边朋友和家人的离开。身体机能的退化导致案主容易产生认知障碍、陷入抑郁和自卑情绪。在这个阶段，社工主要发挥老年社工的角色。生理层面上，身体的照顾和病情的治疗可能会再次成为这个阶段的服务重点，社工需要做好陪伴照顾的工作，同时要做好服务的评估工作，安排合适案主身体状况的兴趣活动。精神层面上,"自我完整"是老年人的人生任务,社工需要通过兴趣的维持、社交网络的维护以及人生回顾等帮助案主达致"老有所为"。叙事治疗是常用的工作手法,通过引导案主回顾以往成功的事、过往的兴趣及痛苦的经历等,让他们重新建构自己的人生历程和感悟,让案主对自己的人生更加豁达,对现在的生活更加满意,对生命状态更具希望。

3. 个案介入过程的多专业合作模式

荣军医院的个案工作需要与医疗、康复和护理等专业人士紧密合作,同时也会涉及军队的服务。这种多专业的合作模式决定了个案介入过程中社工要运用个案管理的方式,通过了解各个系统的信息、评估各个系统的作用、链接各个系统的资源、最终协助案主获得全面的治疗和康复,确保案主以最完善的方式满足被照顾的需求。

在个案管理的过程中,社工扮演着资源协调者、直接服务提供者、计划者、支持者、监督者、评估者等角色。特别是当优抚对象出现重大疾病需要转为医疗照顾模式的时候,社工作为个案管理者的角色就更为突出。此时,社工需要联合医生、护士、康复专家、护工等多方面的力量确保案主获得最佳的医疗方案和后期优质的康复照顾方案。除了协调案主与专业医护人员的关系,社工还需要处理案主生活上琐碎的行政事务,让案主可以安心接受治疗。社工个案管理的流程大致是需求评估、干预规划、资源运用以及组织协调。因社工与案主长期处于荣军医院的服务环境中,已基本形成了较稳定的信任关系,这决定了社工在医疗照顾模式的个案管理结束后需继续做好案主的跟进照顾工作。

三、个案工作在荣军医院全心服务中的运用

荣军医院的全心服务模式是以构建案主的社会支持网络为基础,最终协助案主达到全人发展,促进社会共融。全心服务模式下的个案工作依然秉承着服务的核心理念,关注每个个案的独特性,坚守全心全意服务的原则,坚信案主的能力和资源,以个案管理和专业治疗的

手法提升案主的身心健康。

一方面，社工在到岗之后，便会通过多种方法和途径了解荣军。例如，与荣军科的相关工作人员面谈，了解每位荣军的个人基本信息、受伤情况以及后遗症、入院后的医疗护理状况、在院的适应情况及一些特别事情、家庭关系以及一些社会关系网络等情况。因荣军长期居住在医院中，社工也可通过持续稳定的巡房工作，了解荣军个人需要，与荣军建立有效的工作关系，并开展针对性的个案辅导工作，及时有效地缓解荣军情绪，掌握荣军需求的变化，满足各位荣军不同需求的同时发挥其潜能、增强其效能感。另一方面，社工在跟进个案的过程中，也需要联结荣军医院多部门的力量，特别是需要医院领导、荣军科、荣军党支部以及"手拉手"科室的帮助。因这些部门人员与荣军长期交往，他们能够为社工提供更多的相关信息与专业咨询，能够以朋友或专家的身份更深入地对荣军进行劝导。（如图5-1所示）

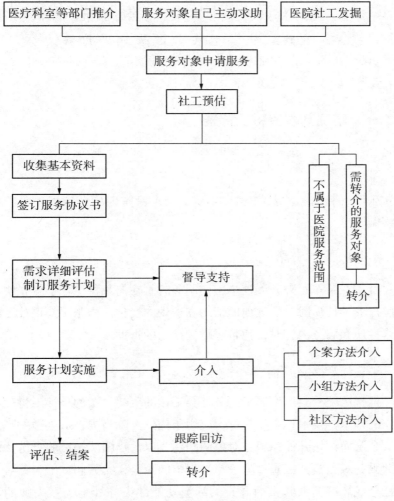

图 5-1 社工个案工作服务一般流程

接下来的第二节到第四节，笔者将以 3 名荣军的个案工作实践为例，从不同的需求层面及不同的干预方案来分析社工在全心服务模式下的个案服务方法。

第二节 助人筑起新梦想,重残荣军再就业
——残疾荣军社会工作心理疏导及增能介入服务案例

一、案例基本资料及背景

(一)案主基本信息

张明(化名),男,现年 34 岁,荣军医院因病致残退役疗养的残疾荣军。

(二)案例背景

社工在荣军医院开展社会工作服务时,在向某科主任了解张明在医院疗养的情形时,发现他的情绪和表现的变化。当张明知道社工的工作性质和服务内容时,他希望得到社工的帮助。

(三)服务定位和意义

优抚医院社会工作属于医务社会工作的范畴,指的是社工将社会工作的知识、技术、态度与价值应用于优抚医院当中,从生理—心理—社会层面评估并处理服务对象的问题,以医疗团队一员的身份共同协助服务对象及其家属排除医疗过程中的障碍;尤其侧重于服务对象因社会或环境关系紧张而导致的社会功能缺失和社会关系失败的干预,以使服务对象早日痊愈、达到身心平衡,使因伤病残而产生的各种社会问题得以解决。特别的是社工对残疾荣军心理疏导、身体功能康复和重新就业等的重视,使得部分残疾荣军不仅战胜了疾病的困扰,还可以从事力所能及的工作,重新服务于医院和社会。2010 年 12 月—2011 年 11 月,荣军医院开展了"助人助己双赢计划——重残荣军再就业"小组项目,医院社工充分调适荣军情绪,发动和整合

各种资源，为部分有工作能力的残疾荣军开发合适的工作岗位，让他们重新上岗工作，实现自己的人生新梦想。整个项目经过一年多的实践，效果明显，亦有一些体会和感悟，现将其中一个案例整理出来，与大家分享。

本案例通过运用个案手法，通过讲座、工作坊、小组、社区参观交流等活动，协助服务对象调节情绪、树立战胜疾病的信心。同时，从构建案主自身支持网络的维度入手，通过协助其调动自身资源，培养兴趣，发掘自身潜能，培养工作热情，引导适当就业，更好地适应疗养生活环境，并得到了包括战友、医护人员以及各级领导的支持和帮助，重新上岗工作，实现了自身新的价值，从而回报社会。服务对象重新上岗工作后，精神状态饱满，工作积极主动，得到广泛的好评，让社会各界对残疾荣军有了一个新的认识，他们残而不废、自强不息的形象更加深入民心，改变了以往荣军单纯地依赖医院和别人照顾的模式。

二、案例分析评估

（一）案主呈现的问题

本个案的服务对象张明是一个刚安置入院的残疾荣军。张明虽然四肢健全，可以正常行走，生活实现自理，但由于所患的疾病是非常罕见的癌症——郎格罕细胞组织细胞增生综合症，需要长期的化疗和治疗。2000年1月发病，在部队治疗生活了8年多。张明病情稳定后于2010年8月被安置回荣军医院。由于对医院疗养环境的陌生，亲属和朋友不在身边，加上病区比较严格的生活要求，张明很不习惯，意志出现消沉，经常苦闷不堪；特别是除了治疗外，空闲时间非常多，他无事可做，更加觉得无聊，整天不是睡觉就是到处闲逛，经常一脸茫然，郁郁寡欢。

张明出身于粤西农村，父母健在，兄弟姐妹较多，但由于离家时间较长，自己的烦恼无法经常与亲人倾诉，他情绪时常波动。尤其是被安置入荣军医院后，张明经常担心疾病变化，不知道自己的将来会如何，心理压力无形中进一步增大。

（二）案主的潜在需求分析

在面对困惑和苦闷时，我们需要更加清晰地认识服务对象所处的位置和环境，要了解服务对象的真实需要和人生目标，知道服务对象的长处和不足。对于已经残疾的身体，如何树立坚强信念来战胜疾病，甚至突破单纯疗养生活模式，培养服务对象的兴趣，学习新技能，以一定的方式实现服务对象的人生梦想，是解除苦闷情绪的重点。

三、案例介入理论、目标、策略和方法

（一）介入理论

1. 服务对象面临的困境主要来自于对疾病的担心和对自身能力没有信心

大多数情况下，优抚社工通常都是身心健全者，他们一般很难具有与残疾荣军相似的生活经历或创伤遭遇，因此，社工在具体的实务工作过程中，对服务对象"同理心"的表达以及服务需求适切性的考虑，远远比对其他群体的社会工作服务要困难得多。

增能理论认为，通过一定的方法，残疾人可以在一定程度上恢复其失去的机体的、社会的功能，并有助于他们进入一般的、正常的社会生活，增能不仅是增强其原本丧失的机体的功能，更重要的是可以增强他们的生活信心，甚至可以减轻他们对社会的"拖累"。增能理论是以人的发展理论为基础的，它关注于人的基本价值实现。依据增能理论，增能的方式也是多种多样的。比如，康复治疗可以使残疾人已丧失的功能得以恢复，教育和培训可以发掘他们的潜能，改善外界生活、活动条件可以减少他们对自己能力的障碍的关注，等等。

张明受伤后在部队治疗生活了很长一段时间，长期面对的压力可

想而知。由于部队对受伤士兵的照顾不能面面俱到，张明的一些功能被忽视或荒废，造成他无论做事或治疗，都信心不足，不相信自己有能力处理好所遇到的各种问题，情绪出现混乱，精神恍惚，生活欠缺目标。

2. 服务对象的问题受到自己早年经验的影响

心理社会治疗理论认为，人的当下行为主要是受早年生活经验的影响。张明儿时生长在农村，家境并不富裕，兄弟姐妹感情一般，使他对生活缺少足够的自信心和安全感。同时作为长子，他还经常担心父母或兄弟姐妹的生活与工作困难，这也给他造成很大的困扰。他希望给予家人更多的帮助。但受限于个人伤病和能力，尽管有很多想法，他也无可奈何，多数时候选择逃避和退缩。

3. 服务对象的问题产生于环境变化后找不到自己的角色定位

张明是一名因病受伤的退役军人，从部队到医院，经历了各种伤痛和心理考验，包括身体疾病（癌症）的继续治疗、人际关系的变更、生活环境的变化等。虽然他知道回到医院就是终生在此疗养生活，但新环境的变化还是让他一时手足无措，找不到自己的角色定位，内心充满担忧、苦闷和迷茫。

（二）介入目标

（1）缓解张明对疾病与生活的忧虑和苦闷，为其提供必要的情绪宣泄和接纳，进一步改善情绪。

（2）通过合适的方式，让张明认清自己的困惑所在，厘清人生目标和努力方向，进一步培养兴趣和发掘自身潜能，逐步提高自身适应环境变化的能力。

（3）通过协助张明参加学习小组、工作坊以及参观交流等活动，间接改善他的人际关系，提升荣军处人与环境的能力，营造良好的疗养生活空间。

（4）结合实际，开发合适的工作岗位让张明重新上岗工作，规划新的人生理想，实现新的人生价值。

（三）介入策略和方法

主要依据心理社会治疗的理论和增能理论来介入工作。通过生理、心理和社会三重因素的综合分析，从构建自身支持网络的维度进行介入，结合增能理论，运用反思、思考和解决问题方法去推动服务对象应对、调适或改变；同时，运用充权技巧，确保服务对象的基本需求得到满足，增强服务对象的动机，通过教授技能以及提供体验的机会，增强荣军解决问题的能力并推动自我引导。从构建政策支持网络的维度，在荣军医院内部开发合适的工作岗位，保障在制度范围内支持荣军内部就业和上岗；同时，挖掘案主内在潜能，引导和鼓励案主发挥自我价值与能力，逐步调适服务对象个人与社会环境的关系，推动个人内在自我需求的真正实现。最终实现服务对象人生的转变，达到助人自助的目的。

四、案例介入过程

（一）第一阶段：舒缓服务对象情绪，建立良好服务关系

这一阶段主要是运用语言和非语言的信息，为张明营造一个轻松、舒适和安全的氛围，让其把内心的苦闷和不满尽可能地宣泄出来。社工给予荣军完全的接纳和同理，运用专注与倾听技巧，鼓励其尽可能地倾诉自己内心的想法、不安和困惑。在这个过程中，服务对象情绪会出现较大波动或起伏，有时还会把手中的纸杯抓烂、扔桌子上的小东西等。当服务对象的情绪得到彻底宣泄后，心情会开始慢慢地平静下来。社工适当鼓励服务对象谈一些自己感兴趣的话题，并与社工分享。通过社工友善的交流和倾听，双方慢慢建立起良好的信任关系。同时，社工为其提供了一些简单的放松情绪的技巧，让他在遇到问题或情绪紧张时学会如何放松自己，适当地调节自己的情绪，尽量避免冲动或过激行为。

（二）第二阶段：逐步了解服务对象情况，让其多层次认识自我

社工通过深入病房、喝茶和散步等方式，与张明先后进行了四次谈话，较好地了解了服务对象从入伍至患病以及被安置回院的心路历程。张明18岁从农村应征入伍，到达云南部队后，个人变化很大。张明特别提到，在农村，能够入伍当兵是一件光荣的事。在部队可以学习到许多新的知识，特别是军营的严格的军事训练，让他有种脱胎换骨的感觉。谈到部队的生活时，其曾表现出一种自豪的感觉。但因病受伤后疾病带来各种伤痛和折磨以及部队首长态度的变化等，谈到这些，他的情绪多次出现低落，甚至流下了眼泪。对服务对象曾经的伤心和痛苦，社工给予了同理，紧紧地握住他的手，给予他有力的支持，并让他明白一个道理，许多疾病的发生并不能以人的意志为转移。社工充分肯定了他能够长期与病魔做斗争的坚强不屈，毕竟一个癌症病人的痛苦经历，不是一般人能够承受得起的，他是那么坚强，是真正的男子汉。

谈到为什么选择回到荣军医院时，张明还透露了一个小信息。3年前，部队曾接他到广州检查，他自己悄悄地一个人来过荣军医院，并了解了待遇、住房、医疗等信息。这个细节让社工发现其是一个有计划的人，对自己的退役生活也有过比较详细的计划。对于新住院生活，张明表达得更多的是空闲时间太多了，无所事事的状况让他很不适应。社工认为，张明四肢健全，头脑清醒，有一定的知识，应该及时为他找一份工作或一些事情来做，让他过得更加充实些，他的状况应该会有大的起色。

接下来，社工鼓励他多参加医院组织的社会工作小组活动和一些兴趣班，慢慢地培养兴趣和提高自己。张明后来经常参加荣军医院院内的各种活动。在他参加电脑学习小组后，社工还专门会同康复医师对他的工作能力、身体状况进行了评估，确定其可以从事哪种强度的工作。

(三)第三阶段：开发合适工作岗位，鼓励和引导服务对象上岗工作

在荣军医院中物色适合的工作岗位，这对社工来说是一个很大的挑战。社工先后与总务科、人事科、办公室等部门进行联系，并与科室主要负责人进行了深入交谈，详细介绍服务对象的能力和情况，并说明残疾荣军上岗工作的重要意义。在荣军医院领导的大力推动下，在各相关科室的支持下，医院将荣军重新上岗这项工作作为荣军服务模式转变的一个试点内容来抓。经过近两个月的联系和物色，总务科提供了工程监理助理、食堂售票员、维修员三个岗位，人事科提供了保安员岗位，办公室也提供了电脑打字员等岗位。社工进一步与张明进行深入沟通，详细了解荣军本人的想法和意愿并解释各个岗位的工作要求、业务特点。最后，张明决定尝试一下担任食堂售票员。为进一步推动荣军上岗工作，社工还带着张明到荣军医院食堂与食堂经理见面。经理对荣军担任食堂售票员这项工作很重视，鼓励张明放心工作，有需要时会让其他员工协助。

在食堂试工的几天里，张明非常认真负责，晚上下班后还将电脑、收银机搬回病房学习如何收款、打单、讲价、找赎零钱等，他学得非常投入。在正式上班后，社工经常到食堂鼓励他。张明通过自己不懈的努力，很快适应了售票员的工作，受到了病人和员工的欢迎和好评。食堂安排他早上和中午上班，每周工作5天，并按每月800元发放补贴。工作的真正落实令张明发生了非常大的变化，每天准时起床上班，工作认真，不出差错，一般人还没发现他是残疾荣军。残疾荣军重新上岗工作，是荣军医院优抚服务模式转变的一大尝试。张明重新上岗工作后，生活充实了，收入也增加了，回到了服务医院、服务社会的轨道上来，这是荣军自强不息、退伍不褪色的最好体现。

五、案例成效评估

（一）张明的自我评估

在结案面谈中，张明对社工几个月的工作表现非常满意，并感谢社工提供了许多有用的帮助。张明失落迷茫的情绪得到较好的疏导和调适，慢慢习惯了医院的疗养生活环境，与战友、医护人员的人际关系改善很大，工作之余经常积极参加各种小组活动，还培养了不少爱好和兴趣，自己的能力也被战友和医院员工们肯定。张明表示，特别难忘的是有机会重新上岗工作，以前想都不敢想，还有机会服务医院和社会，从事面对广大病人和医院员工的食堂售票员的工作非常有意义，能够为大家服务，可以认识更多的人、见识更多的事，非常开心愉快。张明情绪进一步稳定，变得更加成熟起来。他表示，今后可能还会遇到各种困难和意外，但自己会勇敢地面对现实，现在大家都对他那么好，他对生活信心倍增，并希望有机会与战友们一起分享自己成功的喜悦。

（二）社工的观察

重新上岗是荣军医院社会工作服务的一种尝试，也是改善荣军情绪的一种有效手段。残疾荣军入院以来的转变，包括个人情绪、生活态度和工作表现等，是一个不断成长和变化的过程。服务对象从个案辅导开始就与社工建立了良好的关系，促进服务工作顺利开展。社工先从构建案主自身支持网络上入手，通过有效的服务技巧和方法，澄清了荣军对疗养生活的认识误区，并准确协助其定位自己的人生目标，发现自身的潜能；再不断通过努力构建政策支持网络，取得荣军医院院内各部门和领导的支持，在院内开发合适的岗位，帮助荣军发挥自身价值，继续实现身残志坚的人生目标。

六、结案

（一）结案原因

服务对象的问题已解决，服务目标已达成。

（二）结案的处理方式

通过会谈，与服务对象回顾了整个服务工作的过程，肯定服务对象取得了积极有效的变化，并处理服务对象的服务结束情绪；同时，告知其有需要可继续求助社工。双方对结果都表示满意。

七、案例反思

优抚社工在开展优抚荣军个案工作时会遇到很多的新情况和新问题，也产生一些困惑。为此，优抚社工对这些问题进行了反思，并希望能够找到较好的解决办法。

1. 共同成长的问题

本个案工作的服务过程比较艰辛，但效果明显，服务对象在进步，社工也在进步。可以说，这是一个社工与服务对象共同成长的过程。残疾荣军尽管因伤残部分功能缺失，但他们缺失的功能可以通过一定的方式进行康复和补偿，特别是残疾军人借助辅具，可重新学会走路、照顾自己甚至重新就业、服务社会。残疾荣军通过社工的协助，重新认识到自己的能力并通过学习完善，不但增强了原来丧失的机体功能，而且还可以增强生活的信心，冲破层层阻力和障碍，实现自己新的梦想。

2. 服务需求多元化的问题

开展优抚荣军个案服务，需要真正从服务对象的实际需求出发。从本个案中可以发现，残疾荣军的"身、心、社、义"有着各种不同层次的需要，他们虽然残疾了，但并不一定丧失功能。作为一个社会人，他们同样有着和普通人一样的需求与理想。比如工作的需求、成立家庭的需求、服务社会的理想等。从社会层面来说，要进一步完善残疾照顾社会环境，制定完善的残疾人保障机制，确保残疾人（包括残疾军人）的各种需要得到应有保障，创造更多的机会和条件实现他们的理想。

3. 如何求助与面子的问题

荣军个案服务的对象遇到困难时，很多时候不敢或不习惯于求助社工或其他人。他们觉得家丑不可外扬，或不想将自己残疾的现实告知他人，面子上总是放不开，而这一点不利于个案工作的开展。社工在收集资料或了解情况时都困难重重，常常需要多次收集、了解才能把资料收集齐备、清楚和准确。

4. 服务效果与服务效率问题

社会工作个案服务常常需要很长一段时间才能见效，特别是服务对象因各种原因不是太配合社工的工作，既想要解决问题，又存在各种顾虑。因此，社工在开展个案服务时，不仅需要把服务做得步步为营，让服务对象看到实际效果，而且又要想办法给个案一个实实在在的交代，难度真的不小。社工应在服务过程中要切实注意处理好效果与效率的问题。

第三节　群策群力圆荣军归乡梦
——优势视角下的荣军介入服务案例

一、案例基本资料及背景

（一）案主基本信息

王德（化名），男，现年57岁，荣军医院因战致残退役疗养的残疾荣军。

（二）案例背景

王德出生在广东省南雄市的一个小村镇里，父母都是本分朴实的农民，家中多兄弟，自己排行居中。19岁时，他选择了自己一直很敬仰的行业——争当一名光荣而伟大的解放军战士。入伍第二年，王德参加了1979年的中越边境自卫还击作战。在这场残酷的战争中，王德左侧胸背部及左大腿被子弹击伤，胸11、12开放性粉碎性骨折，左大腿贯通伤，左侧开放性气胸，评为因战一级伤残荣誉军人；1980年9月被安置入荣军医院，接受治疗和休养，最后左下肺切除，遗留双下肢瘫痪，脐以下感觉消失，大便秘结，留置尿管，慢性泌感。现在王德仍时常受到腰伤和结石病的困扰，导致夜不能寐。在荣军医院的36年时间里，囿于身体限制、行走不便等，王德一直未曾离开医院回到自己的故土看一眼，多是节假日时亲人来院探望，才得以保持跟故乡的联系。王德一向不善于表达自己的需求，然而社工通过日常的相处却感受到了他对于故土的思念，以及对归乡的矛盾心理：一方面思念故乡的风土人情，但同时又害怕和担忧父老乡亲对自己身残归乡的异样眼光和想法。

（三）服务定位和意义

荣军群体是荣军医院的立院之本，他们有着复杂多变的问题和需求，往往不能通过单一的部门或者专业服务者单独解决，因此需要动员全院人员共同参与到荣军服务中来，保障荣军服务的专业质量。

本案例主要讲述荣军医院的住院荣军王德，在年少时离家卫国，因战受重伤而导致一级伤残。在医院居住的近40年的时间里，王德一直心念故土，荣军医院运用个案管理的手法，从构建部门支持网络的维度出发，协调整合全院各资源系统，从王德的身体康复、居住环境的物理改造、心理情绪的疏导以及人际支持网络四个方面进行介入，协助王德共同应对"战后"心理和生理创伤，重塑生活希望，激发生活信心和潜能；同时，帮助他营造"家"的氛围，感受"家人"的关爱和支持，最后完成王德长达36年的归乡梦。

二、案例分析评估

(一) 案主呈现的问题

1. 身体层面

王德自参战负伤后,虽经过了较为良好的治疗,但是因枪伤导致的背部疼痛一直没有消除;同时,因为双下肢瘫痪,大便秘结,也导致他一直以来受到结石病的困扰。身体上长久以来的伤痛以及下肢瘫痪导致形象上的身残,深深地影响了王德内心的变化。

2. 心理层面

王德在19岁那样的花样年华时,意气风发地离开自己的故土,至今有近40年未曾回到自己的故乡。在异乡遇到这样沉重的打击和事故,王德身边没有亲友的陪伴和照料,再加上病痛的折磨和残障的事实,让他一直觉得生活缺乏意义,无法面对自己和故乡的亲友。现在,王德的生活都需要他人照顾才能完成,洗澡需要人协助,病房任何小的物件坏了都需要别人修理,外出走走也需要护工搬搬抬抬。年少时的雄心壮志、意气风发与现在的无能为力、备受照顾的生活形成了鲜明的对比,这对王德造成的心理冲击很多人无法体会。时间越久,越发加重了王德的低自尊感和低价值感。

3. 社交层面

在中国传统观念中,对于男性的社会角色定位更倾向于"男儿有泪不轻弹"。王德本身性格内敛,不善于表达,不太愿意与家人、朋友倾诉心中的烦恼;而亲人也远在千里之外,王德即使想从他们身上获取一些生存的力量,也经常是"远水救不了近火"。另外,王德认为医院里全部都是和自己有类似经历的人,也都是昔日的战士,即使痛苦,作为军人也应该忍着,和他人诉说以寻求慰藉并不是军人的作风。在这样的传统文化背景下,个人的性格和认知导致王德并没有与院内其他住院荣军有过多和过深的交往。

（二）案主的潜在需求分析

1. 身体康复治疗的需求

王德一直以来受病痛折磨，需要长久地疗养和康复治疗，尤其是针对腰背部枪伤疼痛的舒缓，以及尿道结石与感染的处理和跟进服务。这是帮助王德正常化生活的基础。若想帮助他完成归乡计划，稳定的身体状态是不可或缺的条件。

2. 心理疏导的需求

从受伤至今，王德在心理层面主要有三方面需要进行疏导调节：第一，年少时健康强壮的体魄与现在病痛缠身的残障躯体之间的现实落差心理；第二，因残障躯体和疾病而引发的无力感和低安全感；第三，目前生活无法自理和掌控而引发生的低自尊和低价值感。这一系列的消极负面的心理感受循环导致王德生活消极，行事被动。王德需要疏导自己负面的情绪，调节自我的认知，从而能够在情绪和心理压力应对上有更多的技巧和更强的能力。

3. 社会交往和支持的需求

王德从离开家到异乡征战再到留院治疗休养，离开了他原本熟悉的家乡和亲友，周边的社会支持和家庭支持网络也因此而受到阻断。王德需要重建自己的社会支持网络，帮助他提升自我认同感，从容应对生活和疾病带来的挑战。

三、案例介入理论、目标、策略和方法

（一）介入理论

优势视角关注人的内在力量和优势资源，强调在社会工作助人过程中把人们及所处环境中的优势和资源作为关注的焦点，而非关注其问题和病理。因此，依据优势视角理论，社工不能孤立地关注于王德的问题，而更需要看到他身上隐藏的内在潜能和各种可能性，并且相信王德自身有着强大的自我治愈能力。在王德承受创伤、挫折和痛苦

的过程中，社工和他一起探寻生活的希望，并将这些正能量的信号逐渐转化成王德自己应对困境和挑战的行动。

王德拥有着强大的资源和潜能：第一，他上半身的肢体能够运用自如，会做饭菜，有一定的活动能力和生活自理能力；第二，王德的表姐在广州，有一定的家庭支持系统；第三，他喜爱下象棋，有一定的兴趣；第四，王德喜爱炒股，有一定炒股经验；第五，王德在战争中生存下来，并接受了治疗，勇敢地面对了战后创伤，表明他有强大的应对困境的能力。王德自身的这些能力和资源优势可以协助他更好地看到生活的积极面，从而激发自己对生活的信心。

（二）介入目标

（1）身体康复治疗——对王德进行持续性的跟踪治疗，保证其身体处于稳定状态，提升他的生活自理能力。

（2）心理情绪疏导——帮助王德发现和正视自身的潜能，让他更深刻地感受到自己的价值和正向的能量。

（3）社会交往——以王德自身的兴趣爱好为切入点，搭建他的荣军医院院内社交网络，形成"类家庭支持网络"，增强王德的社会支持网络。

（4）完成一次归乡行动，帮助王德圆梦，激发他对生活的信心，提升生活的动力。

（三）介入策略和方法

主要依据优势视角理论和个案管理的方法，构建多部门支持网络，协调和整合多部门、多学科综合性介入服务。通过对王德的生理、心理和社交三个层面进行分析，运用倾听、同理、聚焦等方法了解他的内在需求，制订多学科、多部门协调合作的综合性服务计划。在开展康复治疗提升王德自理能力的同时，帮助他看到自身的优势和资源，从而提升其自尊感和自我价值感；构建和增强王德的社会支持网络，逐渐将医疗照顾转化为更有人文情怀的"类家庭"式照顾，增强王德应对未来挑战和困境的能力与生活的信心。

四、案例介入过程与成效

（一）介入过程

第一阶段　了解王德基本信息，建立良好服务关系

首先，通过各个科室了解王德的各项资料和信息，对他的身体、生活、心理状况进行初步的了解和评估；同时，在正式和非正式的场合中增加和王德的接触，建立一个初步的专业关系。其次，社工在营造一个相对安全、舒适的环境下，坚持无条件接纳和真诚的原则，运用专注与倾听的技巧，采取从浅入深的策略与之沟通，鼓励和引导王德表达自己的需求和自己的烦恼。在刚开始的阶段中，王德难以放下心理防御机制，不愿意和社工分享内在的需求。社工不断增加和王德交流互动的机会，以他感兴趣的象棋和炒股话题为切入点，让他感受到社工的真诚和对自己的同理心，促进信任关系的建立。在这一过程中，王德逐渐愿意分享自己的事迹，以及表达自己内在的感受。

第二阶段　多方合作，四管齐下

在这一过程中，社工需持续跟进王德的身体状况，及时反馈他的心理状况，寻求多部门共同支持，协调和综合荣军医院多个科室制订系统的服务计划，并实施介入服务。

1. 身体康复

荣军医院考虑到如果要帮助王德回家，他的身体状况需要相当稳定，要在经受住长途跋涉的同时，还能够在家人的照料和药物的控制下，保证身体的状态。因此，针对王德的身体情况，荣军医院的康复科和荣军科让王德进行了有计划的系统性康复训练，他的身体状况也日渐趋于稳定。针对王德的膀胱内大结石治疗护理问题，医院组织了专家会诊，联合广州医科大学附属第一医院的专家帮助他进行手术治疗。在手术治疗前期，也联合社工科进行专业的术前情绪疏导，帮助王德以更好的心理状态面对此次手术。术后，王德身体状态日渐好转。最后，社工及时肯定他在这一手术过程中自身的努力和付出。

在此过程中，医生和社工也看到了王德强大的潜能和优势，并鼓励他进行生活自理能力训练，让其看到自身上肢的优势和能力，鼓励他自主做饭和进行上下床练习。目前，王德是住院荣军中为数不多的能自己做饭的荣军。

2. 居家改造

日常生活中，王德不太愿意外出和参与荣军医院活动，只是偶尔和其他荣军聊天，但是医院内缺乏一个舒适的空间让大家集中。因此，院方将荣军的住宿大楼进行改造，在荣军科的二楼建立了一个小平台，以便让二楼行动不便的荣军能够看到和感受到户外风景，同时为大家聚会聊天提供了一个更为开阔的空间。这一环境的改造，让王德开始勤于出来"透气"。荣军医院还针对王德的房间进行了改造，融合了"医院"和"家"的两种元素，增加了厨房和独立卫生间，并用帘幔隔开卧室，卧室内装有电视、电脑和简易的书柜。这些简单的改造一下子增加了房间里的生活气息。在整个房间的布置上，荣军医院给了王德更多的自主权，同时也协调荣军科和总务科帮助王德布置，使房间更切合他的需求。护士和社工在征得王德的同意下，在房间内摆放了一些对于他来说有纪念意义和价值的照片，如他和部队、政府和荣军医院各领导的合照，也增加了一些生活必需品和生活摆件。电脑则是按照王德的生活习惯放在床头柜上方便他使用。荣军医院积极营造一个更加具有人文气息的居住环境，改变以往医疗格局的病房环境，建立社区居家氛围的疗养环境，让王德从物理改造上有了更切实的体会。

3. 心理情绪疏导

战争给荣军带来的苦痛，可能是常人无从体会的，战后的残障导致的各种生活困境更是难以想象的。"想死都死不了啊"是王德发出的慨叹，表达了他的无奈和辛酸。针对王德的心理困扰，社工也通过多种方式帮助他应对。社工从王德的优势出发，逐渐引导他看到自身的优势和价值，让他认识到过去的事情已成事实，没有办法改变，并帮助他看到自己在住院荣军群体中的相对优势：王德是仅有的两名能自己做饭的荣军之一，他还具有较强的炒股经营能力和市场眼光。同时，社工科积极举办各种活动，丰富荣军的生活，培养荣军的兴趣，发挥他们的特长，如举办象棋比赛，帮助王德结交棋友，让他的象棋实力大展风姿，受到众人的称赞和尊敬，从而提升其自尊感和价值感。在端午节庆祝活动时，王德收获了小盆栽。现在，这两盆绿植在王德的精心照料下，开得枝繁叶茂，生机盎然，社工也及时赞赏和肯定他付出的努力。

荣军医院也鼓励和要求各个岗位的工作人员学习社会工作的专业知识，提升荣军服务的能力与素养。医院内的工作人员成为积极的倾听者和同行者，通过日复一日、年复一年的细微影响和陪伴，引导王德关注生活中的积极事物，帮助他走出战争的阴影，感受"活着，是另一种幸运"。现在让王德回忆起当年那场硝烟弥漫的战争，没有痛苦的情绪，更没有重提当年的傲人之姿，更多的是对亡者的悼念和对生者的敬畏。在这一过程中，王德主动提出想要回家的愿望，这一需求的提出，也表现出了他对原有心理障碍的克服以及对现状的接受。

4. 人际支持网络

针对王德薄弱的社会支持网络，荣军医院推行了"手拉手"荣军结对志愿服务，并得到院内各科室积极响应。医院各科室定期探访关怀荣军，让荣军感受医院这个大家庭对他们的关爱。荣军医院也定期组织开展荣军家属座谈会，鼓励和支持荣军家属多来探望荣军，让荣军多和家人相聚，共话家常。一向喜静的王德不太愿意参加很热闹的活动，但是在社工的鼓励和支持下，他也逐渐参加一些集体活动。由于共同的喜好，王德和刘东（化名）成了棋牌好友，两人时常讨论象棋之事、切磋棋艺，称得上荣军里的象棋大师。

社工针对王德的性格和喜好，组织他和院内的其他荣军三五成群地摇着三轮手摇车去附近的中山大学校园参观，看看校园里青春洋溢的学生、郁郁葱葱的大树，感受着大学里那百年的文化积淀。"原本那边是条河的，风景很好，现在被填了……"说到中山大学校园里的事情，王德好似换了一个人，那种侃侃而谈的神情不同往日。

各科室在荣军医院的统筹下，有条不紊地营造着家的氛围，荣军科联合康复科关心着王德的身体状况，社工科关注着王德的心理动态和社交网络，总务科事无巨细地照料着王德生活后勤的方方面面。

第三阶段　实施圆梦计划，激发生活信心

对于很多人来说，回家是件很简单的事情，但对于一个少小离家的荣军来说并不简单。他们的一个归乡梦，不是简简单单一部车、一个人、一张车票就可以解决的事情，这是需要动用到荣军医院里大大小小各部门的大事情。出于不给医院添麻烦的考虑，王德迟迟没有提出自己的这个愿望。但是，随着医院这个大家庭越来越温暖，王德内心障碍逐渐消除，他主动提出了这个由来已久的心愿。社工科、荣军科与其他各科室进行沟通讨论，在荣军医院领导的支持下，由工会统筹，其他各科室协调帮助王德完成归乡梦。

医院在评估了王德身体和心理等一系列状况之后，在工会的组织和帮助下，王德回到了那个他口中的有着漂亮传奇的三影古塔、历史文化悠久的华侨之乡。在回家的前一天，不断有社工、护工、医生进来三巡五问地了解王德的准备情况。王德微笑着说"不用担心，我都知道"。在此次回家的过程中，荣军医院安排了荣军科的主任、年轻力壮的护工等人员一同前往，备好了这一路上需要的各种物品和可能的应急设施，以及王德在家需要的医药用品和生活必需品。看着这一堆堆的行李，王德似乎看到了家乡的那座三影古塔，笑着说："等到了家乡之后，可以带着他们到处走走，看看那里的山山水水……"王德笑意盈盈地应对着这一天的忙碌，望着窗外的大榕树，他似乎看到了远在千里之外的故乡，看到了年迈的老母亲在家门口等着少小离家的孩子，看到了兄弟姐妹们满怀期待地盼着自家兄弟的回归。那一刻的王德容光焕发，带着如孩子般的欣喜之情。

（二）介入成效

1. 王德的自我评估

在服务过程中，王德表达了对院内领导和各部门的感谢，也表达了自己前所未有的高兴。王德表示自己现在的心态越发平和，没有太多的抱怨，更多的是接受和感恩。从之前觉得老天爷不公平，到后来

觉得自己也还算幸运；从之前的饭来张口、衣来伸手的日子，到现在的自己上下床、自己做饭的生活；从之前只能在心底思念故乡，到现在可以亲自回去看看家乡的风情面貌。王德对这一切都感觉很好。

2. 社工的观察

针对荣军多样化的服务需求，不能单单依靠某一个部门或者某一个专业学科去开展服务，更应该多专业、多学科、多部门协调配合，营造一个协调统一的环境，促进服务对象的良好改变。王德自入院以来，荣军医院各科室和各专业人员协同配合，通过医疗康复稳定他的身体状况，逐渐恢复王德的生活自理能力，从而提升他的自我价值感和自尊感；通过鼓励和支持王德参与活动，引导其关注身边的积极事物，从而注入新的活力；协同营造荣军医院的家庭氛围，搭建院内的社会支持网络，丰富王德的生活；最后，各科室联动帮助王德完成归乡梦。

五、案例反思

在本个案服务的过程中，虽取得了一定的工作成效，但是笔者也明显感受到服务过程中的不足。通过反思这些不足，能够更好地寻找到改进方法，从而提升以后的荣军服务质量。

1. 服务时效性问题

本个案工作的服务过程较长，服务需求多元化，综合协调的部门众多，但是各部门的服务程序不一、服务范围不一、服务形式不一，在协调的过程中沟通成本较大，这容易造成服务效率低的现象，服务时效性难以保证。

2. 传统文化观念和需求表达的问题

荣军一方面是男性，一方面是军人，这两个角色在中国传统文化里和社会角色定位中，被要求得更多的是要沉稳内敛，不要轻易表达自己的软弱和需求。这在一定程度上导致社工服务定位需求耗时耗力，或者出现需求不清晰的状况。

3. 现实条件和制度的问题

从个案中可以发现，荣军的需求多样化，需求的满足也需要必要的客观条件作为保障。但是，从案例中我们也会发现，王德一直存在的需求因为现实条件未能达到，从而导致需求满足的延后。因此，我们需要进一步完善残疾人保障制度和优抚政策，构建更加健全、合理、科学的残疾荣军照顾的社会环境，确保他们的合理需求得到必要的保障，创造更多的机会和条件实现他们的梦想。

第四节　与命运抗争的战士
——社会支持理论和增权理论介入下的重残荣军服务案例

一、案例基本资料及背景

（一）基本情况

肖智（化名），男，1973年出生，现年43岁，因病致残退役疗养的二级残疾荣军，祖籍广东澄海，1991年12月入伍，2000年11月退伍，2001年2月被安置入荣军医院进行康复治疗。

（二）健康状况

1992年3月，肖智在部队服役时，无明显诱因出现左髋关节疼痛现象，晨起时明显，经运动后缓解，不影响日常工作。在执行检查线路任务时不慎滑倒，症状加重，在广西壮族自治区某医院检查时被诊断为"骨癌"。1994年左髋关节受限，后转入广州军区某医院治疗，确诊为"左骨盆溶骨症"；1998年进行了髋关节转换术，术后关节活动明显受限，生活不能自理。

2001年2月被安置入荣军医院后，经过按摩、理疗、功能训练等对症治疗，能扶拐杖行走；后病情加重，需要卧床休息，生活大部分能自理。

（三）心理状况

在刚被确诊为这一罕见病症的时候，肖智及其家人一度陷入了深深的痛苦之中。但肖智生性乐观，很快调整了自己的心态，接纳了这一事实，从痛苦中走了出来。

（四）社会支持网络状况

肖智天生具有乐观派的性格，这使得他在荣军医院积攒了很好的人缘，无论是住院的其他荣军，还是荣军医院的医生护士等工作人员，都很喜欢跟他相处，并亲切地称呼他为"司令"。他在院内建立了丰富的社会支持网络。

（五）日常生活安排

在前几年，肖智对于院方组织的一些文娱活动参与度很高，如各类的文艺晚会等，也做过活动的主持人、表演过舞蹈等。但随着年龄的增长，加上出于对身体健康的考虑，近几年来肖智参加活动的次数减少了，平时会有一些其他荣军来到他的房间，一起喝茶聊天来打发时间。

二、案例分析评估

（一）案主呈现的问题

1. 健康层面

肖智患的是国内外罕见的一种病症，目前并没有成熟有效的治疗方法。在荣军医院经过训练、理疗等医护服务后，也只能是在一定程度上缓解身体的疼痛。2016年5月份，肖智的旧伤口开始流脓不止，经检查以及医生综合会诊后，医生建议更换存在他身体里达18年的髋关节假体。但是，对于肖智来说，随着年龄的增长，如今的身体素质不如年轻时健朗了，这对他的健康无疑是一次巨大的考验。

2. 生活层面

刚进入荣军医院的时候，由于日常生活均有专人照料协助，肖智整天无所事事，迷恋上了网络游戏，甚至昼夜颠倒，严重地影响了正常的生活作息，对其身体健康也造成了负面的影响，整个人显得很颓废。

（二）案主的潜在需求分析

1. 身体康复的需求

肖智自患病以来，一直忍受着疾病带来的痛苦，疾病对其正常生活也带来了极大的不便。因此，对于服务对象来说，或者是对于所有住院荣军来说，身体康复是他们的第一位需求，也是推动他们正常化的首要条件。

2. 增强自我认知的需求

多数荣军在被安置入荣军医院接受休养治疗时，都会面临着人生中一系列重要的改变，包括生活方式、人际交往、治疗环境等等，而这一些改变往往会让荣军产生迷茫，对自我认知产生一定的偏差。服务对象所表现的一些生活层面的问题，也多数是由于缺乏对自我的正确认知所致。因此，需要帮助肖智重新认识自我，发掘自己的潜能。

3. 实现自我价值的需求

肖智多才多艺，相对其他住院荣军来讲，他的身体活动情况要好很多。单纯的休养治疗的生活并没有给其提供一个平台，让他可以将自己的才能、自己的优势展现出来。因此，在日常工作中，我们应该考虑到服务对象在实现自我价值方面的内在需求，为他创造施展才能的机会和平台，增强其自我效能感。

（三）案主的优势分析

首先，肖智的大部分生活都能自理，身体活动状况相对较好，这为个案服务的顺利进展提供了有力的保障。其次，服务对象的态度较为正向，能够在自己陷入苦闷时进行自我开导和调解，乐观地看待所发生的事情。再次，服务对象的社会支持网络较为完善，与院内其他荣军都建立了较好的关系；同时，服务对象乐观的性格也深受医生护士的欢迎，他们可以在肖智有需要的时候，及时为其提供支持和帮助。最后，肖智自身能力突出，才艺较多，也是其较为明显的一个优势。

肖智的这些优势可以帮助他更好地运用自身的能力和资源，应对生活中出现的困境，从而增强其自我效能感，实现其自我价值。

三、案例介入理论、思路和目标

（一）介入理论

1. 社会支持理论

社会支持理论认为，一个人所拥有的社会支持网络越强大，就越能够应对各种来自环境的挑战。个人所拥有的资源又可以分为个人资源和社会资源。个人资源包括个人的自我功能和应对能力，社会资源则是指个人社会网络中的广度和网络能够提供社会支持功能的程度。因此，基于社会支持理论的介入要务是：一方面帮助服务对象运用网络中的资源解决问题；另一方面帮助服务对象弥补和拓展其社会支持网络，使他们提升掌握和运用社会支持网络的能力，从而达到助人自助的目的。

在此案例中，肖智自身的社会支持网络较为丰富和完善，服务的关注点集中在协助他认识到自己的这一优势；同时通过服务，提升他掌握并运用社会支持网络的能力。

2. 增权理论

增权的介入策略：态度的改变—集体经验分享—评判性的思考—行动。首先是意识的"醒觉化"，即改变当事人的态度、价值观和信念，令当事人感觉自己是一个有自控力的主体，而非被操纵的客体，进而有能力找出问题的成因，去分析自己的问题及解决问题，有能力取得资源与机会。其次是训练，即知识、技巧与权利的分析。再次是共同的支持，即自助网络支持系统及互助小组。最后是集体活动的参与,通过这个活动,寻找产生权利阻碍的人际关系、政策、制度和设施等,使得这些变得更平等,使得社会更尊重人权、民主、公益和公平,改变不平等的社会关系和减少不公平的对待。增权最终达到提升个人效能感、建立人际交往网络、追求社会公平。

基于本案例,我们应站在全人发展的角度,一方面通过各种补救措施,恢复服务对象失去的机体功能,减轻他因残疾而产生的"无能感";另一方面通过各种强化措施,恢复其社会功能,增强自我效能感,提升他对生活的信心。

(二)介入思路

在本案例服务的过程中,运用"全心服务"的模式,坚持"全人发展"的角度,从构建专业支持网络的维度,为服务对象提供"身、心、社、义"全方位的服务。同时结合服务对象身体状况的变化,有针对性地调整"身、心、社、义"不同层面的服务重点:在肖智身体状况较为稳定的阶段,应结合增权理论,重点通过调整服务对象对自我的认知,带来心理层面的改变,进而推动服务对象的社区、社会参与的积极性和能力提升;在他身体状况反复的阶段,应结合社会支持理论,协调各方专业的资源支持,如协调医生、护士、护工等资源,对其身体层面提供专业性的治疗和护理,同时也协调社工、志愿者、其他住院荣军等资源,对其心理、精神层面提供支持和关怀。

(三)介入目标

(1)及时针对服务对象身体状况的变化提供专业的医护服务,以保证其机体功能的稳定。

(2)协助服务对象正确进行自我认知,发掘在现有条件下自身的优势和潜能,并促进其正确地运用自己的优势。

(3)为服务对象搭建和提供社区参与的平台,推动其社区参与的积极性,帮助其实现自我价值。

四、案例介入过程和成效

（一）介入过程

第一时期　身体状况稳定期

1. 多方位评估服务对象的需求，建立专业化的服务关系

这一阶段，荣军医院各科室主要通过观察、与肖智本人及其家人沟通等方式，最后综合各科室了解到的信息和资料，对他的状况和需求进行身体、心理、社会等多方位的评估；同时，无论是医生、护士还是社工，在日常与肖智接触的过程中，坚持接纳、尊重等专业服务原则，运用倾听、同理、鼓励等技巧，有意识地肯定和赞美他身上的闪光点，让其感受到被尊重，有利于专业服务关系的建立。在这个过程中，肖智慢慢与院内的工作人员熟络起来，当其生活中有事情需要帮助时，他会主动跟相关科室进行沟通，寻求帮助和支持。肖智逐渐建立起了对院方的信任，为个案服务的进展创造了一个良好的开端。

2. 找准行为背后的原因，推动其进行正确的自我认知

肖智因整日无所事事，又接触了电脑、手机等电子产品，开始沉迷于网络游戏，每天玩游戏到凌晨两三点，甚至是整晚都在玩游戏，白天就在房间里蒙头大睡，过起了昼夜倒转、黑白颠倒的生活。这对肖智的身心健康造成了极大的负面影响，且在荣军医院院内形成了不好的风气。

荣军医院医护人员和社工发现了这一情况，进行了多次劝说，并尝试使用断电、断网等手段，但仍然没有效果，反而还让肖智感到很不高兴。后来，医院领导得知了这一情况，便立即召集相关的医生、护士及社工开会讨论解决办法。荣军医院院领导提醒大家，肖智之所以出现这样的行为表现，跟他的思想空虚、找不到追求有很大的关系，而这背后的原因或许是他没有发现自己的价值，对自己没有一个清晰的认知，不知道自己还可以做些什么有意义的事情。

于是，大家决定调整服务方向，由社工牵头，通过辅导服务，帮助肖智全面认识自己，让其发现自己的价值和作用。

在这一系列的服务中，社工主要通过正式、非正式的一对一面谈的方式来进行。在问及他最近为什么会沉迷于游戏之中时，肖智的回答也和院领导的提醒一致，"自己又做不了什么，没有事情做，不玩游戏还能干吗呢"。接着，社工开始引导肖智去反观自己目前的状态，让他说出自己目前处境中存在的优势和资源，以及面临的困境和限制，更重要的是引导他去思考如何运用这些优势来帮助其解决目前的困难。在一步步地引导下，肖智认识到了自己之前行为的不妥之处，更加清晰了自己目前的处境和定位，又开始建立了自信心。

3. 搭建社区参与的平台，促进其实现自我价值

在肖智逐渐增强了自我认知之后，全院开始思考为他提供适切的平台，让其可以真正地去发挥自己的作用。后来，经过医生的专业评估，并在社工科、荣军科、总务科的协商之下，院方决定让肖智负责荣军医院几栋楼房的抄水电表、检查工程等后勤的工作。他也很高兴地答应了。

上岗之前，肖智还很认真地请教了后勤人员，这些工作有哪些注意事项，怎么样可以做得更好。上岗后，因工作要求，肖智每天都能准点准时到岗，一改之前昼夜颠倒的不良生活习惯，调整为健康的作息规律。在岗位上，肖智也很尽职尽责，院领导对他的工作表现都给出了好评。在这一阶段，肖智每天的精神状态都很积极向上，对生活也充满了追求和希望。有一次他见到李院长，还主动去跟李院长打招呼："李院长，你看我这段时间是不是胖很多啊？生活健康了，人也变胖了！"

上述的过程中，荣军医院结合增权理论，先从肖智的认知态度入手，帮助其建立正确的自我认知，最终推动他在行动上做出改变，成功地帮助其摆脱了对网络游戏的迷恋；并透过社区参与平台的搭建，推动参与，进而促成肖智心理和生理的正向转变。当然，医院各个科室的联动，以及院领导的大力支持，也是成功实现这些转变的有力保障。

第二时期　身体状况反复期

1. 集结各方专家医生，对其提供有保障的健康专业支持

近段时间，肖智的旧伤口复发，出现流脓不止的情况，也给其带来了巨大的疼痛折磨，整日只能卧床休息，无法进行一些身体活动。2016年5月，荣军医院请来了国内外的知名专家集体会诊，并最终给出建议，更换存在他身体里长达18年的髋关节假体。

在得知这一会诊结果后，肖智及其家人又一度站在命运的分叉口。如今这场手术更难于之前，毕竟肖智已经不是一二十岁的小伙子了，伴随着年龄的增长却是身体素质的下降。那段时间，整栋荣军楼的气氛都异常压抑，不只是肖智，每一个关心他的人都为此忧心忡忡。大家都知道这个手术不只是为肖智一个人进行的，而是关乎一群人，甚至是整个荣军医院的一场战争。但是，究竟接受手术与否的选择权也只能在肖智自己手里。

经再三商议之后，这个又一次站在生死路口的军人，决定再一次向命运发起挑战——接受髋关节假体更换手术。大家都佩服他的勇气，荣军医院也感受到这一决定背后的力量，下决心一定要付出努力，尽最大可能来保障手术的成功。

在进行手术的前几个月，荣军医院安排了医生、护士、护工等对肖智进行了集中的护理治疗，以便让他的身体能够达到最佳的状态。在手术之前，荣军医院安排肖智跟手术主刀医生进行了面对面的沟通，从而让医生对服务对象的状况有更充分的了解。为了保障手术治疗，各种所需材料均从北京买回来。手术前一天，医生也知道肖智肯定承受着巨大的心理压力，便安慰他说："明天你上手术台之前，如果想放弃不做，我们立即停止，没有关系，可以的。"但是，肖智回答道："如果放弃的话，我可能一辈子就这样了；但是如果我坚持的话，还有一丝好转的希望。"在手术当天，医生推掉了其他的手术，专注于这一台手术，足见医生对肖智的重视。

幸运的是，肖智的手术比较成功，置换假体进行得很顺利，只是旧伤口没有愈合，又做了一次植皮手术。在得知手术的结果后，全院的人都暗暗舒了一口气。由于这个病症在国内甚至世界上都比较罕见，没有前车之鉴，所以荣军医院只能保守治疗——边观察，边治疗。直至2016年年末，肖智还处于观察期。

2. 动员各方支持力量，提供强有力的心理层面支持

在肖智手术前后阶段，关心他的院内外各方人士，都自发地为其送上了关心和慰问。

荣军医院领导多次跟肖智聊天，一次又一次地告诉他医院一定会安排最优秀的专家来为他的手术主刀，请他放心；社工也经常跟他沟通，了解他心理准备的情况，为他加油打气；护士和护工也更加细致地照料其日常生活，积极地帮助他调整身体状况；院内的其他荣军每天都来到他的房间，跟他开玩笑，缓解其心理上的压力；也有院外的一些志愿者过来探访或者通过电话探访，帮助肖智增加信心。荣军医院老干科还组织大家亲手为肖智缝制了"爱心"送去病房，好让他在下了手术台的第一时间就能感受到来自荣军医院全体医护人员和荣军群体的关心呵护。

荣军医院为了方便肖智的父母照顾儿子，安排了他的父母一直住在荣军医院里，大家对他的父母也很照顾。"院领导、医院各个科室的领导同事都经常探望我们，医院还给他专门请了护工。社工科的社工们也都很照顾我们老人家。大家都很好，我们要感恩的，希望儿子的病情不要反复了，快点康复吧，也不辜负大家的关心和期望。"肖智的父母说。

在这一段时期，肖智自身的社会支持网络发挥了很大的作用。在面临着身体上的痛苦和挑战的时候，他的亲友为他提供了丰富的心理支持，大家的关心和陪伴有效地帮助了他，使他更有信心地面对挑战。

（二）介入成效

整体来说，该案例的介入成效主要体现在四个方面。

（1）身体层面——荣军医院组织了各方优秀的专家医生为服务对象进行了假体更换手术。虽然目前仍在观察阶段，但从术后的反应来看，他的身体状况趋于稳定，有效地缓解了病痛带来的折磨。

（2）认知层面——通过引导，服务对象能够合理地分析自己目前的处境，对自身所有的优势资源和困境限制也有了较为清楚的认知。

（3）行为层面——一方面，服务对象改正了之前的不良行为，摆脱了对网络游戏的沉迷，重新建立了良好的生活作息习惯；另一方面，他通过积极参与院方提供的服务岗位，为荣军医院的工作提供了帮助，同时也通过实际行动来实现自我的价值。

（4）社会支持层面——在面对挑战时，服务对象自身的支持网络有效地发挥了作用，帮助其树立信心，渡过难关。

五、案例反思

在本案例中，医生、社工、护士等工作人员坚持专业的操守和原则，结合增权理论和社会支持理论，为服务对象提供全方位的专业化服务。服务虽然取得一定的成效，但在服务过程中也呈现出一些值得关注的问题。

1. 因应需求，纵深服务

荣军群体的需求较为多元，包括健康、心理、社会参与等等，在服务的过程中，对服务提供者便提出了较高的要求。一方面要求服务提供者全面了解服务对象的需求特征，满足他们多元化的需求；另一方面也要求服务提供者要找准服务对象最为核心最为深层次的需求，直击痛点，抓住关键，不断地纵深服务，达致"牵一发而动全身"的效果。

2. 多方联结，建立机制

针对荣军群体的服务，并不是单单靠一个部门一个科室就能完成的。因此，各科室各部门之间的联动，甚至是院内与院外的联动机制在荣军服务的过程中显得尤为重要。当需要各方响应的时候，可以在第一时间协调不同类别的资源，有利于提升荣军服务的效率和质量。

第六章 全心服务模式下的小组实践

第一节 全心服务模式的小组工作理论

自设立社工科以来，荣军医院的荣军服务更趋专业化发展。除了量身定做的个案管理服务，社工科根据荣军的需求设计和开展丰富多彩的小组工作。小组工作作为社工服务的三大手法之一，能够从群体内满足荣军的休闲娱乐和身心发展的需求，同时也在小组的场域中达致成员间的互动与互助，从构建荣军自身支持的维度关注荣军群体内资源的开发以及网络搭建。

一、小组的概念与功能

在社工领域内，小组以一定的专业价值为基础，以一定的专业理论为指导，经由小组工作者的协助，通过有目的的小组互动过程和小组经验分享，改善个人、小组和社区之间的相互关系，并使他们达到功能增强的目的，进而促进个人成长和社会的进步与发展。[①]

对个人而言，通过小组工作的过程，帮助个人实现社会化，改变人的思想、观念和行动，发挥潜能、肯定自我、发展自我，并提供小组成员互助合作的机会和资源，建立可持续发展的支持网络。进一步

---

① 参见张洪英主编《小组工作》，山东人民出版社2015年版，第4页。

来说，就是发挥预防、治疗和发展的功能。

对于小组而言，通过小组工作的过程，对内可建立合作的团队精神以及和谐的人际关系，达致成员的改变、发展和成长以及小组的成长和发展；对外可增进体系间的沟通与互惠交流。

对于社会而言，通过小组工作的过程，改变社会政策、社会制度和社会结构，使整个社会更加和谐、进步与发展。

二、全心服务模式下的荣军小组工作

在全心服务模式的具体操作过程中，社工通过观察和探访了解到服务对象的共同需求或者相似的社会问题后，由社工策划和指导，通过小组互动和小组动力，帮助小组组员，促进个人成长，提高个人技能，达到预防和解决有关社会问题的目标。按照小组的性质，荣军服务中涉及较多的小组类型有六种。

（1）以教育小组增强荣军技能。教育小组的目的在于帮助人们获取更多的知识以及学习更复杂的技巧，并通过小组的互动和讨论来增强成员能力。这类小组的领导者通常由相关专业领域的专家、学者来担任。荣军医院曾于2015年3月开展"歌声嘹亮"学习小组。该小组抓住荣军喜欢唱歌的兴趣点，通过邀请专业的导师训练荣军的歌唱技巧。在训练结束后，为荣军创造了一次登台展示的机会，一方面丰富了荣军的日常生活，另一方面更是提升了荣军的自我效能感（详见小组工作范例一：歌声嘹亮学习小组活动策划书）。除此之外，社工科还开展了如"摄影发烧友"小组、"投资理财"小组、"网络动漫"小组等，营造了浓厚的学习氛围，极大地丰富了荣军的休养生活。

（2）以社交小组增强荣军的人际交往技巧。社交小组的目标是使成员的关系改善，并增加互动。这类小组活动围绕着提升成员的社会交往能力开展。社工一直关注荣军与社区的融合，通过"手拉手""一帮一"等活动加强荣军与院内外社区支持网络的联系。为了进一步巩固荣军与"手拉手"科室之间的关系，提升"手拉手"行动的效能，荣军医院社工科开展了"手拉手"感恩分享小组。该小组通过配对探访、小组游戏和座谈的形式分享"手拉手"活动的意义。社交小组的活动形式不再拘泥于传统的固定时间和固定地点的集会形式，而是根据荣军的生理特征将小组"开展"到荣军的宿舍中。创新的小组形式获得了显著的成效，该小组受到荣军和科室普遍欢迎，作为一种平台，较好地促进了"手拉手"活动的开展（详见小组工作范例二——"我爱荣军，我爱荣院"感恩分享小组活动策划书）。

（3）以自助与互助小组巩固荣军社会支持网络。自助、互助小组利用成员中存在的资源作为支持，通过相互协助的过程达到态度的转变、知识的增加以及技能与信念的提升，从而解决荣军成员自己的问题。自助与互助小组重在社会支持网络的建立和社会资本的重建。丝网花的制作小组活动曾是各大社工机构融入社区、开展活动的一个有效工具。社工科通过开展丝网花手工坊等小组活动，组织有兴趣的荣军参加丝网花制作，并通过开展义卖助人、手工创业等方式实现助人自助、奉献爱心的义举。通过丝网花小组，荣军学习丝网花的制作方法，在社工的倡导下，经过3个月准备和宣传，于2012年7月5日在荣军医院开展了丝网花义卖助人活动，为院内一名正在接受治疗的贫困少女筹集了4000多元的治疗费。即使是因身体不便不能参与丝网花制作和义卖的荣军，也在活动的带动和感染下慷慨解囊献爱心。该小组的开展不仅使荣军从"自助者"的角色上升到"助人者"，通过助人体验和学习新的社会角色，丰富生活元素，促进个人成长及提升个人自尊感，更在医院、社会中倡导了一种互助互爱的团结精神与无私奉献爱心的新风尚。

（4）以兴趣小组丰富荣军的"身、心、社、义"。兴趣小组通过发展和培养成员的各种兴趣和能力，陶冶情操。荣军医院社工科从荣军获取快乐的需求出发，每年制订丰富的兴趣类小组活动计划，确保荣军在"身、心、社、义"各方面得到全面的发展。近年来，荣军医院开办的比较有特色的兴趣小组有手工创艺小组、图书阅读小组、网店小组、电影欣赏小组、卡拉OK歌唱小组、荣军贺卡DIY小组、美食大挑战DIY小组等。其中，2014年开展的"一杯子一辈子"烤瓷杯小组工作更是获得了广东省领导的肯定和赞赏。虽然荣军医院休养荣军大多是一级、二级伤残荣军，残疾程度重，但他们爱好广泛、学习兴趣高、动手能力强。社工充分调动荣军的积极性和主观能动性，结合电脑设计、图像编辑等课程，专门开展了"一杯子一辈子"烤瓷杯小组。刚开始，荣军都对自己信心不足，因为看到那么漂亮的杯子样板时，认为肯定需要很高的技术，总担心自己做不到。虽然其间失败过多次，但通过几节小组课程的培训后，荣军们克服了种种困难，终于掌握了烤瓷杯的技巧和方法，并如愿地做出自己喜欢的杯子来，极大地鼓舞了荣军。荣军更是征集科室"手拉手"服务图片资源后，加班加点帮助"手拉手"科室和有需要人士做出各种独一无二的杯子，从中获得了快乐和满足。"八一"期间，广东省领导到荣军医院慰问荣军时对荣军们制作的烤杯子赞不绝口，对荣军的能力给予了极大的肯定和鼓励。

（5）以治疗小组尝试打开荣军心扉。治疗小组是通过小组的互动，帮助有"问题"的成员，改变行为、态度、人格、情绪上的障碍，恢复社会功能。荣军的身体残疾会带来心理上的消极和悲观，也容易因此产生负面的情绪和行为。社工通过借用适合荣军身心条件的媒介，如微电影、园艺、时事论坛等与荣军进行深入的交流，尝试通过小组成员的互动互助解开荣军的心结，引导荣军发展正面积极的人生观和价值观。例如，荣军医院开展的"一亩田"园艺种植计划借助园艺作为媒介帮助荣军感受生命的力量，找到家的感觉。大部分荣军在入伍前都是在农村出生长大的，他们对"农"都有很深的感受。小组过程中荣军可以亲手培育自己的心灵盆栽，种植属于自己的一亩田园。通过照顾植物，荣军实现从"被照顾者"到"照顾者"的角色转变，提升自我形象。通过荣军之间的互相协助培植盆栽，可以活动的荣军协助瘫痪卧床的荣军照顾植物，加上医护人员的参与，使荣军能突破障碍，享受园艺种植的乐趣，同时感受植物在成长过程中的生命力，达到很好的疗愈作用。

（6）以服务或志愿者小组增加荣军的自我认同感。志愿者小组通过开展义务服务工作，培养公民的服务意识和责任意识。志愿者在服务过程中实现自我价值并提升各种能力。荣军医院社工科曾开展了志愿者领袖培养小组，并邀请荣军进入学校为中小学生进行爱国主义教育活动。通过志愿者服务，荣军从受助者转化为助人者。

三、小组服务成效与挑战

荣军医院社工科在过去的服务时光里为荣军开展了各式各样的小组，服务达 600 多节次。小组工作是一种体验式的服务手法，荣军们经过不同类型的小组体验获得了个人能力的发展、更好地调节了个人情绪、更有效地与人际和环境进行互动，逐步地达到社区共融。

因休养荣军的年龄越来越大，随着外界环境的变化，荣军们的服务需求也会随之改变，小组服务的形式和内容如何才能更好地吸引荣军的参与，成为社工服务过程中的一大挑战。近年来，荣军医院社工科一方面积极跟随社会潮流，与时俱进地挖掘社区新事物，让荣军获取新的生活体验；另一方面，社工科还与院外专业机构合作，通过第三方的视角重新评估荣军的需求，通过第三方的辅助，荣军医院提升了服务水平和服务能力。小组服务作为构建荣军社区网络的重要手段，将继续被运用在荣军社工服务中，让荣军服务更加精彩纷呈。

第二节　全心服务模式下的小组工作范例

范例一
歌声嘹亮学习小组活动策划书

一、小组名称

想唱就唱，唱得响亮

二、小组理念

（1）经过社工的观察和访谈，了解到部分荣军平时都喜欢唱歌，有些人还多次参加院内的文娱活动、登台演出。同时，发现他们的歌唱技巧比较欠缺，还有很大的提高空间。

（2）通过开设歌唱小组丰富荣军生活，逐级转变其生活内容与方式，改变其精神面貌，展现属于军人的风范形象。

（3）通过社工与荣军医院荣军科医务人员的接触，部分医生护士对歌唱具有比较浓厚的兴趣，希望可以通过授课教育、互动学习和外出实践等形式提高歌唱技术和丰富歌唱技巧。

三、理论架构

（1）增能理论：站在人的发展立场上，关注人的基本价值的实现，通过一定的方法，残疾人可以恢复失去的机能和社会功能，体现与残疾人平等互动，激发自我实现潜能，以实现助人自助的理念。

（2）正常化理论：为残疾荣军提供与平常人相似的生活环境，包括让他们回到自己熟悉的平常社会，过常人的生活。所谓正常化，就是帮助残疾人获得一种尽量接近正常人的生活方式，使他们的日常生活模式及条件尽量与社会中大多数人一样，而不是有意地将他们区隔开来。

（3）社会支持理论：从社会网络的角度看，社会是由一个相互交错或平行的网络组成的大系统。权力、财富、声望等个人发展的资源嵌入于社会关系网络中，人们自身具有的个人资源是有限的，必须通过社会关系获取资源。社会网络能够极大地拓展社会成员与他人的广泛交流和沟通，能够使社会成员拥有充分发挥主动性、创造性的自主权。

四、小组目的及具体目标

（一）目的

通过开办歌唱学习小组，使荣军具备一定的歌唱知识与技巧，提高荣军艺术审美能力，多种形式挖掘荣军的潜能，提升其自我效能感，转变其生活方式，改善其精神面貌。

（二）具体目标

（1）培养荣军歌唱学习兴趣，提高其歌唱技巧，形成良好的积极的学习氛围。

（2）丰富荣军业余生活，从追求生活数量转变为提高生活质量。

（3）通过歌唱，锻炼肺腹部等功能，利于其身心健康，也提升其艺术鉴赏能力。

（4）扩大荣军的社会支持网络，让荣军真正回归社会，共享社会成果。

五、小组成员及其招募

（1）目标人群：荣军、荣军医院荣军科医护人员。

（2）招募时间：2015年3月23—31日。

（3）宣传方式：社工到各荣军病房巡房时通知、荣军科公告栏贴出通知等方式。

（4）招募方式：直接联系社工进行登记。

六、小组的特征

（1）活动性质：学习小组。

（2）组员：对歌唱有兴趣的荣军、荣军科医护人员。

（3）活动规模：10人左右。

（4）活动时间和频次：周三下午15：30—16：30，每周一次，共12次（包含每月一次的联谊，共3次）。

七、所需资源

（1）物资：白板一块，白板笔2支，相机一台，音响一套，小礼品若干，纸笔等。

（2）人力资源：小组活动组织者2名（专业社工），专业歌唱讲师2人（志愿者）。

（3）活动地点：社工活动室。

八、活动计划及小组内容安排

本期小组共12次活动，根据内容不同，前后共有五种活动程序。

小组活动一（1次活动）

1. 小组目标：

（1）激发组员参与小组的动机，让组员相互认识，明确小组的目标和内容。

（2）建立小组规范。

2. 活动程序与内容（见下表）。

时间	程序	物资
10分钟	志愿者讲师（庞老师）自我介绍环节，并认识组员（热身）	
10分钟	讨论小组契约，建立小组规范	纸和笔
20分钟	简单介绍如何学习，如简谱、歌唱小技巧并示范等	白板、笔
10分钟	提问与答疑环节	
3分钟	布置课后作业	
2分钟	合照	相机

小组活动二（4次活动，含一次联谊活动）

1. 小组目标：简谱学习。

2. 活动程序与内容（见下表）。

时间	程序	物资
5分钟	回顾小组契约	小组契约
35分钟	学习简谱、歌唱小技巧以及谈论学习一首歌作为"小组之歌"，每次活动都要唱	白板笔
10分钟	提问与答疑环节	
5分钟	提前公布下次活动安排	

小组活动三（4 次活动，含一次联谊活动）

1. 小组目标：新歌、合唱学习。
2. 活动程序与内容（见下表）。

时间	程序	物资
5 分钟	小组之歌	
40 分钟	歌唱技巧讲解，学习新歌	白板笔
10 分钟	提问与答疑环节	

小组活动四（2 次活动，含一次联谊活动）

1. 小组目标：展示小组成果。
2. 活动程序与内容（见下表）。

时间	程序	物资
5 分钟	小组之歌	
35 分钟	展示所学歌曲	
10 分钟	向组员公布正式展示的通知，包括时间、内容、方式等	
5 分钟	提前告知下次活动是最后一节	

小组活动五（1 次活动）

1. 小组目标：总结小组所学，回顾自我成长，提升成长信心。
2. 活动程序与内容（见下表）。

时间	程序	物资
5 分钟	介绍分享流程	
20 分钟	回顾小组内容	
20 分钟	分享环节：组员成长感受	
8 分钟	成员互助，感恩老师	小礼品
2 分钟	合照	相机

九、预计问题及对策

预计困难	解决办法
部分荣军对歌唱学习不能坚持下来	专业社工在探访时关注荣军学习积极性，鼓励其多与其他组员交流
讲师的专业性，课堂内容的趣味性	专业背景的志愿者作为讲师，有丰富的课堂经验，同时具备一定的课堂趣味性

十、评估方法

1. 小组成员评估

每次活动结束后，均鼓励小组成员谈自己的看法或提出改进意见；活动全部结束后，所有组员填写小组评估表。

2. 社工科科长或专业督导评估

所有活动结束后，由荣军医院社工科科长或专业督导（观察员）填写一份对本期小组活动的评估表。

范例二
"我爱荣军，我爱荣院"感恩分享小组活动策划书

一、活动背景

人与人之间因为沟通而和谐。2011年以来，荣军医院各科室与荣军之间建立"手拉手"结对互动关系，有效增进了荣军与荣军医院职工之间的友谊；2014年年底，对"手拉手"科室与荣军之间的结对进行了一次彻底的轮换。对于丰富的"手拉手"活动经历，荣军和医院职工的感受如何呢？希望通过此次感恩分享小组活动，让荣军和医院职工们更明确地表达出自己的心声。

二、活动理论

舒茨的人际需要理论。社会心理学家舒茨提出人际需要的三维理

论。舒茨认为，每一个个体在人际互动过程中，都有三种基本的需要，即包容需要、支配需要和情感需要。[1] 这三种基本的人际需要决定了个体在人际交往中所采用的行为，以及如何描述、解释和预测他人行为。三种基本需要的形成与个体的早期成长经验密切相关。包容需要指个体想要与人接触、交往、隶属于某个群体，与他人建立并维持一种满意的相互关系的需要。

三、活动目的

将荣军与科室分组，小范围的当面交流，能更大程度上促进参加的荣军与科室职工间的情感沟通，将自己心中的真正想法自由表达，给荣军一个对结对科室表达感谢的平台。

四、活动时间

2015 年 4—9 月。

五、活动地点

荣军病房或荣军医院社工活动室。

六、活动对象

"手拉手"结对荣军与科室代表。

七、评估方法

自评及组员互评相结合。

八、各节活动安排

将全部结对的荣军医院科室与荣军分成 10 个小组，分 10 次分别

---

[1] 参见 Suchtz, W. C. FIRO: A three-dimensional theory of interpersonal behavior. 1958.

进行小范围交流，活动地点在卧床荣军病房或社工活动室。每次活动由小组荣军、结对科室2位代表及2名以上社工参加。

九、小组过程记录（单次）（见下表）

时间	过程记录	工作人员角色	工作人员之专业态度及所运用的知识和技巧
3:30—3:35	介绍出席小组人员，互相认识	调动大家情绪	注意安排荣军与结对科室代表的座位，拉近彼此距离，培养亲切感
3:35—3:40	破冰小游戏：《胶圈导航》参与人员分成两组，先示范，再开始游戏	鼓励参与，调动积极性	对个别行动不便的荣军要适当给予照顾，保证所有人都顺利完成游戏
3:40—3:50	分享各科室代表带来的美食，特别是康复二科、康复中心带来的亲手做的曲奇饼，很受大家欢迎	分派好各种食物	协助行动不便的荣军品尝美食，彼此交流经过
3:50—4:00	互相赠送小礼物，康复三科带来的手串、康复二科带来的香蕉小玩偶、外科带来的茶壶都很精致美观实用	适当引导点评礼物的意义和特别之处	引导大家表达出对礼物的感觉，感恩理念的逐步升华
4:00—4:30	分享难忘经历，员工逐一发表体会，很真实，很精彩。荣军也畅谈感受，对活动的开展和各科室的关爱表示感激。有的荣军因病不能说话，就用纸写下了"谢谢大家，给了我又一次生命！"	引导员工和荣军正确表达情感	感恩小组的重要环节之一，是鼓励大家将心里的感受表达出来，尤其是在大家熟悉之后，心里的话更加真诚，彼此的距离进一步缩小，初步实现此次小组活动的目标
4:30—4:35	开心大合影	安排好位置	调动大家情绪，在活动中让小组成员情绪达到最高潮，让大家满意而归

十、小组评估

（1）目标达成情况：小组各环节顺利完成，荣军医院各科室能够通过此次感恩活动增强与荣军的情感互动，荣军也能够借此机会表达对科室的感谢，小组目标初步实现。

（2）活动的适切性：通过座谈的形式分享"手拉手"活动的意义，创新了活动形式；同时，也符合荣军的身体特点，拉近了荣军和科室工作人员的距离。活动普遍受到荣军和荣军医院各科室的欢迎，作为一种平台，较好地促进了"手拉手"活动的开展。

（3）组员的表现/改变：三位参加活动的荣军情绪转好，参与"手拉手"活动更加主动，对科室的关爱表示满意。参加活动的三个科室代表热情度高，发言积极，也很真诚，对进一步做好活动增强了信心。

（4）小组动力：通过合理的安排和调动，整个小组活动的过程是顺利的，也初步实现了小组目标，小组动力有进一步的提升和改善。荣军和科室之间进行单独的对话和接触，而不是集体探访，这增加了荣军的被重视度，也增进了荣军和科室人员的亲密感。鉴于每次小组活动由不同的荣军和科室参加，组员对相关的环节和效果有了更多的经验和体会。

十一、后期跟进

（1）在活动结束后，社工跟进荣军的情绪变化，及时将相关建议反馈给结对的"手拉手"科室，以便安排未来的"手拉手"服务计划。

（2）征求"手拉手"科室及荣军的意见，定期举行此类座谈会活动，一方面加强荣军与"手拉手"科室的感情，另一方面及时收集"手拉手"服务的成效反馈和改善建议。

第七章　全心服务模式下的
　　　　　特色项目实践

　　全心服务模式的优抚工作实践具备系统性和综合性,所以各个服务手法的实施并非相互割裂,而是有机融合在一起发挥效能。荣军全心服务模式的开展综合运用社工个案、小组以及活动三大服务手法,并根据荣军"身、心、社、义"全面发展的需求推进四大特色服务项目,包括以荣军健康为主导的"健康快车"系列服务项目、提升荣军技能的"自强不息、再创理想"系列服务项目、拓展荣军支持网络的"手拉手"系列服务项目以及促进荣军和社区共融的"大爱同心"支援联谊服务计划项目。以项目形式开展服务使得荣军服务更具系统性与完整性。本章将以"健康快车"服务项目以及"自强不息、再创理想"项目中的"助人助己双赢计划"为例,阐述荣军医院优抚工作中的项目化服务策略。

第一节　"健康快车"服务打造荣军医务社工服务新天地

　　近年来,荣军医院的医务社工积极开展了针对患病荣军的"健康快车"服务平台,从专业支持的维度以"快速、精准、高效"三大标准,为他们提供了各种支持性服务,积极配合医护人员做好患病荣军的治疗和康复工作,较好地促进了荣军们的身心健康,进一步提升和拓展了荣军服务的服务内涵,赢得了荣军、家属以及医护人员的高度肯定和一致赞誉。通过对"健康快车"服务的特点、流程以及案例的阐述，希望能为优抚工作的开展带来更有效的服务示范。

一、"健康快车"服务主要表现之一：快速跟进

在荣军医院休养的荣军中，中老年荣军居多，而且他们的伤口经常会复发，病变者日益增多，社工为此专门建立了完整的荣军健康档案，时刻跟踪住院荣军的身体变化和治疗康复情况。在每天的医护早交班会议上，社工认真听取值班医生和护士的服务情况介绍，重点记录荣军的病情变化，对出现病情变化需要转为住院模式的荣军，社工马上启动"健康快车"服务平台，将该名荣军列入重点关注服务名单，并制订新的健康服务计划，以确保荣军得到及时快捷的社工服务。

服务计划包括荣军的基本病情及近期的身心健康变化情况，尤其是荣军情绪好坏以及波动情况，这是社工重点介入的焦点之一。老年荣军所患的大多是慢性病，治疗康复时间较长。长期治疗对荣军体能的消耗以及精神压力很大，社工重点把荣军情绪辅导列入第一位，通常会透过与荣军沟通治疗体会、康复感受以及新的治疗方案为主要方法进行辅导。有些病是反复发作的，荣军大多有治疗经验，在与社工的分享过程中，荣军虽然面带痛苦，但往往会有较强的治疗信心，大多明白需要1～2个疗程甚至更长的治疗时间才能康复。在荣军分享康复治疗体会的时候，社工以更多的同理心和感同身受来回应，与患病荣军一起探讨身体的变化、心情的起落以及如何能让身体舒服一些，有些时候还需要医护人员的配合。如有时荣军因病痛不能入睡，需要医生开一些助睡眠的药物甚至安眠药等以帮助荣军得到较好的休息，有利于身体的康复。荣军们大多有一个感受，就是在患病时社工会探访得很及时，往往会第一时间出现在病床前，而且对他们的病情比较了解，对治疗方案也参与其中，使得患病荣军觉得，生病了并不是十分悲伤的事情，因为有社工和医护人员相陪伴，心情自然变得轻松些，身体康复起来也比平时要快。

二、"健康快车"服务主要表现之二：精准介入

做好患病荣军服务工作，切实做好"健康快车"服务，对社工有三个专业要求：一是清晰了解荣军所患的是什么病；二是荣军病情有多重，需要哪些治疗，需不需要转外院住院；三是荣军近期的情绪如何，变化情况以及有哪些具体的服务需求。从以上三点来看，社工接到荣军患病报告后，首先是要进行一个准确深入的服务评估，重点找出荣军的病情以及可能遇到的困难和问题。社工会列出一个详细的需求清单，然后逐一进行分析，找出解决办法和可链接的资源，为患病荣军提供精准的介入服务。

例如，一名因尿道反复重度感染的荣军转外院住院后，社工第一时间协助荣军医院荣军科办理该荣军的转院和住院手续，同时协助护士长落实专职护工24小时照顾荣军。为了帮助荣军应对转院后对新的住院环境可能出现的陌生感和恐惧感，社工与相关同事一起，通过了解并向荣军介绍新病区的环境和服务情况，让荣军尽快放松紧张情绪并安心住院；在订餐、交费、陪护、探访等工作上，社工与荣军科同事一起一一安排好，让患病荣军安心住院。

患病荣军的病情有急有慢，有重有轻。特别是遇到需要到外院住院留医或手术的情况，荣军服务的任务就比较重。有的荣军住院时间比较短，住院的心理压力和情绪波动一般比较小；有的荣军需要长时间住院的，住院的心理压力和情绪波动相对较大，甚至出现一些意外情况。社工通过与主管医生、护士长等医务人员接触，做好住院荣军的适应工作；并同时联系院内"手拉手"结对科室志愿者以及区团委"一帮一"志愿者等，鼓励他们定期到病房探访和慰问荣军，给荣军带来水果、营养品以及温暖的爱心问候，让荣军感到十分安慰和开心。有时社工还和荣军科的同事，专门为胃口差的荣军送一些他喜爱的汤水和食品，让荣军增加营养、调节胃口，让他感受到虽然家人不在身边，但时时有关爱，处处有亲人。

三、"健康快车"服务主要表现之三：满意高效

在荣军医院的荣军优抚工作中，对患病荣军的照顾一直是重中之重的任务，健康服务约占社工服务时间的1/3；有时荣军科同时有2～3位荣军患重病或在外院住院，"健康快车"服务任务就非常繁重。社工要同时开展几位荣军的"健康快车"服务，既要按计划精准跟进，又要根据不同的荣军需求提供不同的服务。这就要求社工不仅要有专业的服务能力，而且需要更多不怕苦和累，乐于奉献的精神。尤其是几个患病荣军可能在不同的院区住院，社工要合理地分配好时间和精力，为这些患病荣军带去优质的服务。

例如，去年，一名患尿毒症的住院荣军在刚入院时病情加重，昏迷了一个多星期，还住进了ICU病房，家属也非常紧张，从家乡赶来陪伴。在那些日子里，荣军医院社工每天一次到外院探望荣军并安抚其家属情绪，有时还帮助家属订午餐、接送荣军亲友回院休息等。在该荣军病情稳定转出ICU病房后，社工还安排行动方便的荣军战友到病房探望，用手机拍摄了好几段荣军战友、医护同事的祝福视频给荣军收看，鼓励荣军坚定信心战胜病魔，并期待他康复出院后一起喝茶等。通过社工各种深入细致的贴心服务，并在大家的共同努力下，该患病荣军终于跨过"鬼门关"，病情稳定顺利出院。由于肾功能衰退严重，该荣军现在每周还要3次到外院门诊进行透析治疗，对此社工又制订新的健康快车服务计划，定期陪伴荣军外出治疗和办理交费、取药等手续，较好地保证了荣军的康复治疗和生活质量。服务好患病荣军是社工的职责所在，坚持做到高效快捷，确保荣军和家属满意，优抚服务才能达致显著效果。

"健康快车"服务项目从构建专业支持网络的维度，将医疗、康复和社工等多专业的团队资源整合成专业化的服务力量，构建患病荣军的身心健康支持网络，提升荣军在患病阶段的抗逆力。

第二节　双赢计划助重残荣军圆梦

当前社会快速发展，优抚服务对象的需求也在不断增加，如何较好地满足荣军的各种需求，提升荣军的休养生活质量，以及进一步提高荣军服务的水平等等，都是新时期优抚工作迫切需要面对和思考的问题。荣军医院在残疾荣军休养服务工作中，坚持"以人为本、助人自助"的理念，不断探索和思考残疾荣军的自身需求，相信荣军自身的内在潜能，从构建荣军自身支持网络的维度，以"助人助己双赢计划"等模式实现了残疾荣军的就业之梦，从更高的层面满足了残疾荣军残而不废、自强不息、服务社会的美好愿望。通过回顾荣军医院"助人助己双赢计划"的一些做法、案例和思考，希望能更好地推动优抚服务工作不断向前发展。

一、传统荣军休养服务存在的困惑

作为广东省唯一一家专门收治安置一级至四级重残荣军的优抚医院，荣军医院自建院60多年来先后收治了各类荣军1万多人次，为国防建设和社会稳定做出了积极的贡献。但传统的荣军服务工作，在服务内容、服务方式和服务理念上，都没有太大的发展变化，仅能满足荣军的基本康复需求和生活需要，存在不少的局限性。面对漫长而单调的休养生活，一些荣军不仅人生目标顿失，意志较为消沉，甚至学会了不少坏习惯和不良作风，军人本质的东西也慢慢地褪色。特别是近年来，从部队安置入院的残疾荣军有年轻化趋势，这些荣军思想比较活跃和开放，对新知识、新技能充满渴望，对休养生活有更加多元化的期望，为休养区荣军服务队伍带来了新的要求。如何能让重残荣军残而不废，发挥他们作为荣誉军人应有的作用，这个问题摆在了医院的管理者面前。为此，荣军医院领导多次对荣军工作进行了调研和深入探讨，最后一致认为，要充分借助优抚社工的专业优势，进一步调整荣军休养模式，从真正意义上满足荣军的不同需求，以灵活多样的服务方式实现荣军服务工作新的发展。

二、调整荣军休养模式以及引入优抚社工服务

为切实做好荣军工作，荣军医院从两大方面入手，一是全面调整休养模式，一是积极引入优抚社工服务。从2010年5月起，荣军医院全面调整了荣军休养模式。荣军科将荣军按疾病轻重分为休养、临时门诊以及住院三大类，对需要治疗的荣军给予全面的康复治疗；对身体健康、病情稳定的休养荣军，则在社工的带领下，以"助人助己双赢计划"为载体，从构建荣军自身支持网络出发，全面挖掘荣军潜能，激发荣军学习新知识、新技能的兴趣，以开发岗位，跨部门、跨专业、跨领域支持等有效途径，较好地实现了部分荣军重返工作岗位的梦想。同时，针对部分荣军的个人兴趣和特长，制订专门了圆梦计划，实现他们儿时的梦想。

优抚社工与荣军建立专业关系后，逐步发动和组织荣军参与"助人助己双赢计划"。该计划的目的是通过助人过程、工作过程和学习过程，让荣军体验和学习新的社会角色，丰富荣军生活元素，构建荣军自身的支持网络，促进荣军个人成长，提升其生活品质，增强其自我价值。过程中，所有参与荣军服务的医护人员也从荣军身上学习了克服困难、自强不息等优良品质，感受到荣军积极的生活态度和向上的动力，从而促进医护人员不断提高服务水平。荣军广泛参与到计划中来，与全院员工进行了双向良性互动，促进荣军与医院和社会的共融，形成了人人平等参与、互助互爱、互相引发潜能的良好社会氛围。

"助人助己双赢计划"实施6年来，荣军医院先后安排6位重残荣军重返工作岗位，有的在病房担任协理员，有的在食堂做售票员，有的在住院部负责保安工作。该计划还帮助一位荣军实现儿时的乒乓球冠军梦。这些荣军工作后，较好地突破了传统的荣军休养模式，为

新时期荣军服务工作注入了新的内涵和活力。重残荣军圆梦工作,正是"以人为本、助人自助"的社工理念成功落实在实际工作中的具体体现。荣军医院正准备通过积累成功经验,以"成熟一个,上岗一个"的全方位推进策略,以最大力度和可能创造各种有利条件,确保"助人助己双赢计划"继续深入并取得更大的实效。

三、荣军医院"助人助己双赢计划"的成功案例

(一)病区医护协理员

李文(化名)是一名年轻的荣军,因脑外伤截瘫致双下肢活动障碍,伤残情况较重,依靠轮椅行走。李文自安置入院后就非常热心公益工作,经常帮助战友和科室。根据李文的身心特点和爱好,社工充分利用增能理论和职业康复指引,较好地激发李文的工作热情,主动联系相关科室,为李文进行职业康复和上岗工作创造各种有利条件、提供合适的环境,真正满足他工作所需。

在各兄弟科室的支持下,目前,李文担任了康复一科的护士站协理员,为科室打印患者的每日收费清单并分发到各病房;每天他还负责为荣军科的植物人荣军调配流质餐,收洗科内医护人员的工衣;平时有空他还不忘为因工作忙碌没空买饭的医护人员买饭,为身体疲劳的医护人员按摩减压等等。据统计,李文每周工作均超过20小时,每周服务超过50人次。

李文对自己的工作精益求精,每天自觉上岗工作并保证质量,受到医护人员和患者的一致好评。作为一名重残荣军,李文乐观向上、热心助人的精神为全体员工树立了榜样,让更多的医护人员自觉加强学习,全心全意为患者提供最优质的服务。

(二)住院部保安员

杨志(化名)是一名在"九八抗洪抢险"中因公受伤的二级荣军,曾患有"癫痫",需要长期服药治疗,目前病情稳定,生活能够

自理。杨志已婚并育有一名2岁女孩,但妻子、小孩都在老家生活,她们会定期来院探望杨志。一年前,杨志的母亲患重病住院,治病花了近10万元。由于父母在农村,家庭经济收入水平不高,高额的医疗费给家庭带来的经济压力很大。杨志当时曾回老家照顾母亲半年。休完假回医院后,他多次向社工倾诉母亲的病情并请教如何解决经济困难问题。

社工及时深入了解杨志的真实情况和困难,向荣军科领导以及医护人员了解杨志的身体状况,并得知杨志在身体稳定的情况下可以从事适当的体力劳动工作。社工根据杨志的文化素质和工作能力判断,认为他可以从事保安工作。社工制订了详细的辅导方案,并由社工科领导与负责保安工作的人事科进行协商;人事科领导也非常重视,多次派员到荣军科了解杨志的身体状况,并针对性地提出了荣军工作岗位设计和工作时间的特殊照顾意见。

经过两天系统的上岗培训后,杨志开心地到住院部上班了。每天上午两小时、晚上两小时的保安工作让杨志觉得很有意义,既可以充实自己,又可以及时地缓解家庭的经济压力,实现了"双赢"。

(三) 乒乓球冠军

刘明(化名)是一位年轻的伤残荣军,在一次抗洪救灾中受伤致残。安置回到荣军医院后,他刚开始时很不适应,心情非常失落。有时候,刘明会莫名其妙地生气,对医护人员不理不睬,对社工的探访也不太欢迎。在督导老师的指导下,社工及时与荣军科等相关科室医务人员召开了跨部门会议,对刘明的表现进行了深入的剖析,与会人员认为他目前不能很好地适应新的住院环境。特别是受伤截瘫后,刘明没有了明确的人生目标,极大的失落感和无能感困扰着他,使他心情迷茫。社工全面地了解他的成长经历、家庭情况、兴趣爱好以及对将来的想法和打算等,得知刘明一直喜欢打乒乓球,但水平不高,虽然受伤致残,但是他很想像那些残疾运动员一样,在运动场上发挥特长,实现自己的人生价值。

随后,社工及时为刘明制订了"追梦"服务方案,以调适情绪、发掘兴趣爱好为抓手，拟定了短期和中期目标，及时提升他的自信心和行动力。社工通过链接社会资源，联系上了一位乒乓球教练，对方愿意每周两次上门免费指导刘明练乒乓球。为了支持刘明练球，荣军医院专门在荣军科一楼社工室设置了乒乓球室，配置了专业的训练球台、球拍和练习球等；并与院内兄弟科室联系，寻找有一定乒乓球基础的志愿者与刘明打比赛，进一步提高他的球技。这些都很好地满足了刘明的训练需要。

日常训练总是比较枯燥乏味的，刘明往往为了纠正一个动作需要千百次的重复和不停地挥拍。训练中，刘明的衣衫总是湿了又干，干了又湿。他握拍的右手不知掉了多少层皮，有时痛到连拿筷子吃饭都非常吃力，但刘明坚持了下来。在教练的悉心指导下，刘明的球技提升很快，教练对刘明的表现感到满意。2012年下半年，刘明报名参加在广州举行的穗、港、澳、台地区残疾人运动会。在准备比赛的日子里，教练加大了刘明的训练量。好多次训练完后，刘明累到身体出现了一些不良反应，如肚子胀、失眠等。社工积极与主管医生商量改善办法，制订调理计划。经过科学的调理之后，刘明的身体恢复得很好。

正式比赛时，荣军医院领导、科室主任和社工等人员都到赛场为他加油。比赛过程非常精彩和激烈。刘明第一次参加这么高水平的比赛，他发挥得相当不错，取得了个人比赛冠军的好成绩。刘明获得了人生中的第一块冠军奖牌，实现了自己的冠军梦。刘明在与社工分享时表示，他真正享受到了打乒乓球的快乐，收获了友谊和良好祝愿，真心感激大家一直以来的无私关心、爱护和支持。

四、体会和反思

重残荣军是国家和人民的功臣与英雄，一直以来被认为是最可爱的人和最需要社会关怀照顾的人。他们在日常生活中较多处于被动接受照顾，较少主动挖掘自身潜力与设计自己的未来和新生活。社工在实施优抚计划的过程中，首先破除了以往的思想束缚，认为荣军虽然身体有残障，但只要突破了障碍，找到他们内在的潜能和兴趣，他们也能够像正常人一样从事力所能及的工作并服务社会。

　　在"助人助己双赢计划"实践过程中，优抚社工较好地运用了专业的服务理念和服务方法，从构建荣军自身支持网络的维度出发，全面整合了各种有利资源，有计划地激发了重残荣军的潜能，并在不同的岗位和领域实现荣军自身的价值，增强了其个人的效能感。优抚对象自觉地担当了更多的社会角色并服务于医院和社会，升华了自己残而不废、自强不息的人生，收获了人生中不同寻常的成果。优抚工作达到了预期的目的。

第八章 践行与反思

第一节 全心服务模式的实践反思

全心模式从探索建立到发展完善的过程是荣军医院全院上下共同努力付出的过程。为系统回顾全心服务模式在实践中的应用和反思，了解荣军医院的服务理念，归纳总结荣军服务的发展模式经验，本书编写团队从服务理念、荣军服务经验和服务模式三方面对荣军医院以院长为核心的院方管理层进行了两次访谈。基于多年的服务发展经验，他们以志愿者和服务者的角度，从以下几方面总结了全心服务模式多年的探索实践带来的经验与反思。

一、改变医院管理模式，提升荣军满意度

全心服务模式是几经改革完善的服务模式。改革之前，荣军医院沿用传统医院病房管理模式，无论身体状况优劣，一律实施每日查房工作制，这对部分半自理或全自理荣军造成了一定影响和困扰，且一定程度上浪费了医疗资源。随后，通过与荣军座谈，院领导及管理团队倾听荣军需求，经讨论共同制定和完善荣军医院服务模式，即依据荣军的具体情况实施分类分阶段管理，荣军可以在住院模式和疗养康复模式之间按需转变。病房管理模式改革受到休养荣军的一致欢迎和好评，病区管理更加灵活和高效，改革成效显著。其主要体现在两方

面。一是荣军的医疗服务更加规范化、合理化。转变模式后，以往盲目攀比、过度用药和过度治疗的情况明显减少，不仅节省了药费和检查开支，荣军对新模式的接纳度也更高，他们更加配合荣军医院的医疗工作，这有利于荣军的身体健康。二是医护人员从治疗服务向休养服务转变。调整模式后，全体医护人员更新服务观念，转换思维方式和服务方式，在做好日常医疗护理工作的基础上更注重对荣军的贴心关怀，根据不同荣军的实际需求，尽最大可能地满足荣军身心需要，让荣军的个人价值重新得到发展和升华。

二、尊重、亲情、陪伴——优抚服务的核心价值观

荣军医院是隶属于民政部门的优抚机构，服务对象的特殊性决定了医院服务的特殊性。从服务对象特点来看，荣军医院接收的伤残军人或者荣誉军人主要有两类：一类是肢体残疾，另一类是精神残疾。总结多年服务经验，院领导认为，作为服务者，正向积极的价值观至关重要。荣军医院以"荣军至上，服务为本"为办院宗旨，体现的正是尊重、亲情、陪伴的服务价值观。

具体而言，尊重体现在服务对象的共同参与上。荣军医院从服务设计阶段就尊重荣军的需求。在征求荣军意见的同时，也会对意见做出取舍。在共同参与的过程中，荣军医院与荣军的地位平等、能力平等。这种平等的关系对于荣军而言就是一种尊重。共同参与的过程也是与荣军共进退的过程。荣军主动地参与制订服务方案而不是被动地接受服务，成为医院优抚工作的一分子，经过参与式讨论，避免了荣军因服务未达到预期而产生负面情绪的情况，而且按需选择的服务内容通常收效也更好。在参与式讨论的过程中，医院工作人员和荣军之间也慢慢建立起了亲密的信任关系。

尊重是真诚的体现，不是怜悯或同情。任何时候，院内工作人员都要平等对待每一位荣军。特别是对于伤残荣军而言，平等对待、减少过度照顾是最基本的尊重。荣军更希望工作人员把他们看作有能力的个人，但是，很多时候医院的工作人员会不自觉地同情和怜悯他

们，这可能会带来负面效应。如果事事帮他们安排好，反而会增加荣军的无力感。

  亲情和陪伴无时无刻都存在。从一个角度看，荣军医院有部分重度伤残的荣军，陪伴他们度过有生之年是医院的责任。长期卧床的他们甚至连病房都出不去，除了基本的医疗护理之外，他们更需要医院工作人员经常的关心陪伴。逢年过节的慰问庆祝，日常的嘘寒问暖，让这种关心成为支撑他们继续生活下去的精神力量。孤单无助是荣军最常有的感受。白天医院上班的人多就会相对热闹一些，但是一到晚上夜深人静的时候，荣军便很容易产生孤独情绪。因此，经常的慰问是很有必要的。不仅仅是发动全院的力量，还要发动其他社会力量来共同关心这些荣军。从另一个角度看，荣军医院的工作人员也很敬佩长期卧床的荣军，虽然他身体很虚弱，但他们依然坚持配合治疗，依然愿意参与医院的活动，依然关心身边发生的事情，依然能够在赈灾捐款的时候主动提出捐款。这样的态度和意志便是值得称赞的正能量。

  对荣军的关心就应如对待亲人一样，需要持之以恒、坚持不懈。曾经有位荣军沉迷网络游戏，导致生活作息不规律，日夜颠倒。出于对该位荣军的身心健康负责，院方曾多次劝导，甚至采取断网等行政手段。但是，这种做法却引起了该荣军的投诉抗议，认为这是他的私事，院方没有权力介入。但医院并没有就此放弃，也没有对他置之不理，而是视其为家人，多方讨论解决办法。后来，医院决定通过培养他其他方面的兴趣来减少玩游戏的时间。再后来，医院多个科室沟通、协调后，为他提供了一个总务科的工作岗位。这份工作虽然简单，但对他的确产生了正面的激励作用。工作期间他能够准点上班，准点休息。花了几年时间都无法纠正的网瘾，却因为这个工作机会得到解决。一开始，该荣军自己都觉得很好，不仅能够正常作息，更重要的是能从工作中体会到能力感和价值感，每天充满期待。然而，两个月之后，该荣军表现反复，医院依然耐心并坚持引导他回到正轨。所以，荣军服务必须要充满耐心，需要坚定和长期地陪伴。

三、奉献服务、公平服务、潜能服务——服务的三大方法

在荣军服务过程中，医院发现很多问题，也一直在寻找各种解决办法。针对荣军表现出的多样化问题，荣军医院也探索出了三大特色的服务方法予以应对。

（1）奉献服务。针对一部分有意愿、有能力参与志愿服务的荣军，医院会推动他们通过自身的付出来帮助自己逐渐恢复对生活的自信。医院也将这种"奉献服务"进一步制度化、规范化，从制度上肯定和鼓励荣军的奉献服务。

（2）潜能服务。在荣军服务中，如何看待、挖掘荣军的潜能很重要。荣军医院认为每个荣军都有潜能，肢体能动的有肢体行动方面的特长，行动不便的有思想和品德上的高明之处。医院针对在不同荣军身上发掘到的不同潜能，开发、设计了不同的岗位和服务活动，推动荣军参与，促进荣军能力的发挥，从而提升他们的自我效能感。

（3）公平服务。在医院的服务过程中，或多或少会遇到"不患寡而患不均"的问题，加上不同荣军对同一件事的解读视角不同，医院会在"公平服务"方面遇到较多的挑战和困难。针对这一问题，荣军医院一直坚持在保证原则和方向正确的前提下公平、公正地处理事情，也会灵活处理具体问题。

四、明晰荣军特色，甄别荣军需求

优抚服务者一要树立正确的价值观，二要保证服务成效。荣军医院一直倡导"荣军至上，服务为本"。要以病人为中心、荣军至上、服务为本，宗旨明确，但关键在于在服务的过程中这些宗旨是否落到实处。有些服务成效不佳，问题在于是否准确回应服务对象的需求。服务对象的需求往往包括表达性需求、比较需求和潜在真实需求，工作人员需要明确分辨。举个例子，如方式传统的思想政治工作、口号式工作，实施起来的效果并不好，甚至会引起服务对象的反感，这就是没有从服务对象的真实需求出发而是服务提供方主观强加的服务。

所以，当服务没能达到预期成效时，医院必须从荣军的根本需求出发进行反思：一种情况是服务提供方主观认为应该是服务对象需求的，但实际上并不是他们真正的需求；另一种情况是服务提供方用荣军A的需求代替了荣军B的需求。此外，需求是动态变化的。随着伤残军人的年龄增长以及经验累积，他们的需求、性情、人生观会产生变化。因此，荣军医院在服务的过程中也要"与时并进"，不能用固有的、一成不变的视角去看待荣军的需求。

荣军对事情的看法，特别是涉及利益关系的时候，会因为真正的需求未被满足而出现片面甚至是错误的想法。这些负面的想法又会引发负面情绪的产生，荣军会出现发泄各种情绪的情况。这是他们通过情绪的发泄来表露他们的需求。如果只是一味地去控制荣军的情绪而不是有针对性地反思和满足他们真正的需求，那只能是无效的、徒劳的服务。医院发生了很多这样的事例，工作人员会发现起初他的诉求并不一定是他的需求，他需要的可能就是这个过程。有时候，在服务的过程中，服务对象的需求就已经被满足了，他们需要被倾听、被理解、被关心，这才是他们真正的需求。

五、回应荣军需求，展现服务成效

在服务过程中也会遇到一些难题，这也督促着荣军医院不断探索去解决问题和提升服务。当荣军提出一些在制度上或政策上无法解决的问题，超出了医院的能力范围时，他们就会产生这样或那样的不满情绪，这也是对医院的一种考验。当问题出现时，荣军医院并不是置之不理，也不是直接拒绝帮助他们解决问题，而是倾听、了解情况，并就问题进行具体讨论，通过互动的过程告诉他们跟进的情况和无法解决的事实。当荣军不接受时，工作人员会继续倾听他们的需求，通过陪伴和倾听去满足他们被尊重的需求。当然，医院也需遵守制度的要求，并不能无限度地满足荣军的需求。医院也经常换位思考，从荣军的角度看，他们已经缺失了部分身体功能，几十年来身体疼痛、无家可归，他们之中只有少数人能够成家，这样的生活状况容易使他们消极、痛苦甚至绝望，因此他们有情绪是可以理解的。从这一角度上看，不论他们提什么要求，医院从态度上是接受的，医院更加不能埋怨经常提要求的服务对象。从另一个角度看，荣军提出各种要求，客观上是在促进医院提升服务质量。

荣军提出的需求虽然多集中在物质层面，但是从深层来看，他们更需要的是精神层面的需求满足。因此，这些年来，荣军医院也通过不同的尝试去满足荣军的精神需求。

（一）联动院内外资源，建立双向服务网络

针对荣军多元化的服务需求，荣军医院联动院内外资源，拓宽横向服务资源网络；同时，也针对荣军的不同需求进行纵向服务的深度拓展。例如，在荣军的生理健康服务方面，在院内资源和条件具备的前提下，荣军医院整合院内各科室资源进行专家小组联合治疗和服务；针对特大、罕见疾病或者难度较高的手术治疗，医院联动院外资源，组织省市甚至全国专家会诊开展医疗服务。针对荣军的社会交往需求，荣军医院将院内科室与荣军结成"手拉手"定点互助对子；同时，医院也与外部的社区、街道、武警文工团等党团组织、社区志愿服务组织进行联动。通过院内"手拉手"志愿服务和院外志愿服务，为荣军提供定期探访，开展联欢活动，组织荣军外出参观，参与荣军的生日庆祝，为荣军提供生活意见和解决困难的帮助等等，让荣军和院内员工和院外人士建立家人般的关系，增强荣军的社交网络。

（二）人性化设计，养、医结合

依据现阶段荣军的服务需求和多年服务积累的经验，为改善荣军的居住环境，医院重新规划和设计了新的荣军大楼。坚持"以养为主，养医结合"的原则，抛弃原有综合型医院的病房式管理模式，建立家园式的医养服务格局。从住院整体环境上突破单一死板的医疗模式，营造更具温馨感的家庭生活模式。同时，以最短服务路线为医疗服务理念，坚持最优化配置和设计医疗服务资源，方便荣军的医疗康复服务。除了对新荣军大楼整体的人性化设计，院内还依据荣军个体的生理特点，进行个别化的人性服务设计，帮助荣军提升生活品质。荣军医院有一些荣军是长期卧床的，终日躺在床上的生活很无聊，容易胡思乱想。为了让荣军的生活更加有意义，医院通过电脑、手机等科技手段丰富他们的生活。例如，有位荣军高位截瘫，只有头部能动，医院的工作人员为他安装了电脑声控系统，而且根据他潮汕口音的特点，专门设置了特别的语音识别体系。这个设备的启用大大提升了该名荣军的生活质量，使他无须再依赖护工或者其他人，可以随时随心地使用电脑。这种自由的体验极大提升了荣军的自我价值感，满足了其自主自立的需求。

（三）挖掘荣军潜能，开发岗位增能

荣军医院坚持相信每个荣军都是有能力的，即使他们的身体功能有或多或少的限制，但只要运用到位，他们就能够发挥自身所长。曾经有位荣军很热心，很愿意帮助工作人员无偿清洗衣物被褥；在这个过程中，他为自己能帮到别人而感到很开心，感到自己是有价值的。受这个事件的启发，荣军医院这几年一直在进行院内岗位开发，鼓励荣军从事一些力所能及的工作，让部分荣军可以有用武之地，甚至能帮助到别人。通过这种方式来扭转他们因肢体残障而只能被动依赖他人的传统认识，从而提升他们的能力感和价值感。

近年来，荣军医院优抚服务更加精细化和全方位，但是荣军需求变化的速度比服务变化更加快，因此仍需要全院上下不断地努力提升服务品质，人人都争做服务先锋。

六、优抚社会工作的本土化发展

荣誉军人属于国家军队的优抚对象，他们具有军人的本色，这也决定了荣军医院在工作中必须要坚守军人忠于国家、忠于党的本质特色，发扬军人身残志坚的精神。在市场经济的环境下，信息的鱼龙混杂和消费主义的鼓吹，一定程度上影响了优抚服务提供方和服务对象的价值判断。因此，这就要求医院在服务上跟其他的行业有所不同，

要在荣军服务中坚守社会主义核心价值观，坚守军人本色，坚守集体信念。

在医院里的社工团队有其自身的特殊性。作为医院，医疗康复是其最基本的功能，进而才是服务的多样性。医院的社工不同于机构社工，他们除了自身要具备专业性，还需要配合医院的医疗服务，与其说是专业社工，不如说是服务社工。医院社工的功能主要有两方面：一方面让有能力的荣军增能，发挥出应有的功能，使荣军能够端正生活态度，做一些健康的事情；另一方面对重症病人，社工始终要坚持亲情式地陪伴，无限地去爱护。荣军逐渐达到身心健康是荣军服务希望达致的效果。荣军服务从物质层面上来看已经有很大的提高，荣军医院接近一半的支出用于补贴荣军服务。另外，医院也会定期召开家属沟通会，听取家属的意见，联动家属的力量。在精神服务层面上，医院还有很多提升的空间，力求让荣军端正生活态度，健康地生活，力所能及地发展和完善自我。

荣军服务的本土化包含了三个方面的工作。第一，最近几年，民政优抚服务发展很快，各地的先进经验和做法如雨后春笋般出现。荣军医院也要看到自身在理论层面上的不足。优抚工作涉及国家稳定和国防建设，离不开国家政策的指导，因此社工除了要掌握相关专业知识之外，也需要了解国家的政策动态。第二，优抚社会工作需结合医疗、残障服务，开拓更广阔的多元化服务项目和形式。立足于医院的服务项目，优抚工作需要和多专业进行交流整合，所以社工也需对医疗康复专业的知识有所认识，为荣军提供更贴切的服务。第三，社会主义核心价值理念是必须坚持的最基本理念。医院并不要求荣军境界高尚，但是需要他们保持军人本性，保持党性以及政治性。因此，在优抚工作中，思想政治工作依然是十分重要的，这是对国家价值理念的坚持与传承。

第二节 全心服务模式的可行性探索

一、全心服务模式的成效

荣军医院的社会工作服务开展已近7年，全心服务模式已基本成型，社工服务已达到一定专业水平并取得了良好的服务效果和社会效果。

从图8-1中可看出，荣军医院社工服务经费投入由2009年的10万元增长到2016年的300万元，经费保障程度大幅提高。这说明社工服务获得充分肯定并获得持续增长的投入，反映出社工服务对于全院工作的重要性。

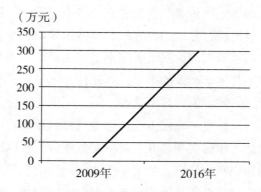

图8-1 荣军医院社工服务经费投入增长情况

荣军医院社工服务人次也有了稳步增长。从2009年到2016年，个案服务人次由20人次上升到1000人次，小组活动场次由10节次增加到600节次，社区及志愿服务活动也由50场次增加到400多场次。（见图8-2）

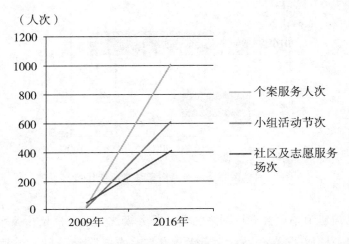

图 8-2　荣军医院社工服务人次增长情况

参与荣军志愿服务的人次也有了明显增长,从 100 人次上升到 6000 人次。(见图 8-3)

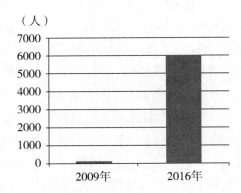

图 8-3　荣军医院社工服务参加志愿服务人次增长情况

经过全院的共同努力,服务对象满意度由 2009 年的 88% 上升到了 2016 年的 98%,并保持持续增长的态势。(见图 8-4)

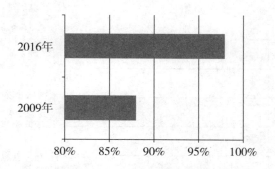

图 8-4 荣军医院服务对象满意度变化情况

  以构建荣军社会支持网络的全心服务模式为服务框架，荣军医院社工服务形成了"社工为主、社会参与、志愿联动"的立体服务系统，充分调动了荣军的资源网络，从"身、心、社、义"四个层面促进了荣军的全人发展。"身"的发展主要体现在以"健康快车"服务为特色的医务社工服务体系更加精准、快速、高效地保障荣军的医治和康复。"心"的发展主要体现为通过各式各样的小组活动培养了荣军多方面的兴趣特长，类就业的服务方式让荣军重新拾回个人信心，提升荣军的个人价值。"社"的发展主要是通过园艺、手工、摄影等多样化的媒介增添荣军的生活乐趣，以"大爱有声"系列活动链接荣军医院院外艺术团体优化荣军的生活质量。"义"的发展主要是以"手拉手""一帮一"为特色的志愿服务体系的建立为荣军提供了稳定的志愿服务网络，同时也促进荣军与社区的交往与融合。

  全心服务模式的推动，带来了荣军服务的四个转变：荣军需求由物质层面的满足上升到物质、精神层面的共同满足，荣军由受助者转变为服务提供者，荣军服务模式由封闭式服务走向开放式服务，荣军由医院照顾转变为由社区共同照顾。

  （1）由物质层面的满足上升为物质、精神层面的共同满足。构建政策支持网络和荣军医院全院支持网络，为荣军的物质需求提供了充足的保障，医院更加注重对荣军精神层面的满足，以社工的专业力量开展各类休闲娱乐和成长活动让荣军的生活更丰富多彩。荣军不再因身体残疾而放弃对优质生活的追求。充实的生活减少了荣军消极负面的情绪，让他们的价值观更加积极正面。

（2）由受助者转变为服务提供者。荣军自身支持网络的挖掘在很大程度上提升了荣军的自我效能感，特别是"双赢计划"服务项目的开展，让荣军可以重新返回工作岗位，荣军不再把自己看作"无能"的人。荣军由消极对待变成积极乐观，从需要别人服务变成主动服务他人，体现了自强不息、顽强拼搏的军人形象。

（3）由封闭式服务走向开放性服务。荣军医院构建专业支持网络和全院支持网络，保障了荣军的服务更为人性化。荣军管理模式的转变基于人性化的服务理念。开放性的管理模式增强了荣军对医疗服务的配合度，使荣军感到被尊重和被平等对待，提升了荣军的自尊自信。

（4）由医院照顾转变为由社区共同照顾。医院是荣军休养生息的主要场所，但不是唯一的支持系统。社区支持网络的搭建让荣军与社区之间有了更稳固的联系纽带。志愿服务队伍的逐年增多以及"手拉手""一帮一"志愿服务队伍的持续服务，多方联动服务机制等等共同确保了荣军拥有更丰富的压力缓冲系统和支持网络。荣军走出去、社区走进来，共同推进了和谐共融的局面形成。

综上所述，全心服务模式在荣军医院的实施既带来了优抚工作在量上的增长，也推动了该项工作在质上的飞跃，是具有成效的服务模式。

二、全心服务模式服务适用性评估

根据民政部发布的 2016 年第二季度社会服务统计数据，全国抚恤、补助各类优抚对象共有 885.7 万人，累计接收军队离退休干部 2319 人。全国在抚恤事业方面的支出为 2602300.1 万元，其中广东省为 162375.8 万元。

荣军医院位于广东省省会城市广州，从地理位置上决定了荣军医院具备得天独厚的优势条件。

（1）充分的财政支持确保了荣军医院的设施环境配置到位。"工欲善其事，必先利其器。"一方面，荣军的休养康复需要大量医疗设施和专业医护人员的配合，荣军医院在硬件条件上获得了政府的大力支持。另一方面，医院及时调整荣军生活补贴，保证荣军的生活条件不落后于社会经济发展水平。生活环境和生活条件的保障，影响着荣军的物质需求满足程度。

（2）开放创新的政策环境有利于探索荣军服务模式。近年来，广东省在社会工作服务方面进行了较多探索并出台了诸多创新性政策，这些为社会工作服务行业的蓬勃发展创造了条件。荣军医院响应广东省民政厅的政策号召，积极落实优抚社会工作和医务社会工作发展政策，为荣军以及医院病患开展个案服务、主题活动以及特色项目，有效地满足了服务对象的精神需求。

（3）荣军医院"荣军至上、以人为本"的服务理念推动了全院人员共同参与服务荣军。医院领导层的价值理念与对荣军服务的重视程度，影响了医院工作人员的工作态度。在荣军医院，领导层正面积极的价值观，视荣军如家人的工作态度，联动合作的工作模式，细致入微的工作风格，影响并带动着各部门群策群力为荣军提供最有效的服务。全心服务模式的有效推动离不开医院本身的价值理念以及领导层的重视和动员。

（4）多专业、多部门协调配合，全心全意服务荣军。荣军服务涉及医疗、护理、康复、心理、社工、行政等多专业多部门，如果各部门之间未能顺畅沟通和积极配合，难以保证荣军的全面发展。因此，各部门的配合度也决定着荣军全心服务的开展程度。

（5）友爱互助的公益氛围保证了全心服务模式的资源网络。广东省是一个公益氛围比较活跃的省份，社会民众和企业对于社工、公益和慈善有较高的认识度和接纳度，因此在荣军服务的过程中可以获得大量社区资源的支持，有利于构建荣军的社区支持网络。在全心服务中"一帮一"志愿服务项目和来自社区的志愿服务队伍充分证明了友爱互助的社区环境有助于荣军实现社区共融。

（6）荣军的身体条件和思想理念影响着全心服务模式的传递方

式。住院荣军主要属于高龄、重残荣军，因此荣军医院服务的开展和传递以院内服务为主，配合适当的外出交流活动。荣军的残疾程度不同也会影响服务的侧重点。对于较为年轻和残疾程度较轻的荣军，服务更加侧重于荣军的能力开发；而对于年纪较大和残疾程度较高的荣军，服务侧重点则主要在于身心的休养。所以，在推动全心服务模式时必须对荣军状况做全面细致的评估，确保服务到位。

三、全心服务模式的优势与限制

荣军医院以构建荣军社会支持系统为核心的全心服务模式，主要有三大优势。

（1）这是一个优势视角取向、正向积极的模式。荣军医院优抚工作服务模式以荣军为中心，挖掘荣军自身、周边与外界的支持力量，相信荣军的潜能，相信社区的资源，尊重荣军的共同参与，以正向发展为导向，以社区融合为目标。这就摈弃了以往将服务对象病态化和院舍化的消极服务模式。全心服务在于用心去聆听荣军的需求、细心去为荣军服务、诚心地尊重荣军作为自己问题的"专家"参与服务。这个模式能够充分调动荣军的积极能动性。

（2）这是一个联动的具有系统性而不是孤立的模式。全心服务模式并不是单一专业的服务，而是融合了多专业、多元化的服务。各个专业在服务的过程中也不是单打独斗，而是相互配合、相互联动，这就确保了荣军社会支持网络的有机运转，调动了多层次的资源参与。有别于单纯以医疗为主体的病患服务，荣军服务以发展为前提，多专业共同协助荣军全人发展。

（3）这是一个可操作、可持续发展的服务，而不是泛泛而论的空中楼阁。全心服务模式从政策、医院部门、多专业、荣军自身以及社区五个角度为荣军搭建支持网络，是一个有章可循、可操作化的服务模式，适用于同类的服务，并且在不断深化各个层面的支持网络中持续发展。

这个模式的限制主要表现为资源的限制和定位的限制。第一，资源的限制，模式的有效实现需要调动多方力量才能确保支持网络的全面构建，因此容易受到外部力量、社会公益氛围和医院工作理念的影响，如果外界资源不支持或者不配合，就难以达到最佳的服务效果。第二，定位的限制，社会工作部门在医院的整体设置中属于新生事物，荣军医院的主要业务依然是以医务工作为主，对于荣军服务也是以医疗康复服务为首，社会工作在服务过程中容易陷入"锦上添花"的尴尬地位，甚至导致荣军对社工服务的参与度和接纳度相对较弱，因此需要强化社会工作部门在医院设置中的功能与地位，加强社会工作部门与其他医务部门的融合，才能够切实满足服务对象的需求，获得更广泛的认同。

第三节 优抚（荣军）社会工作的发展建议

一、优抚（荣军）社会工作发展面临的形势

由本书第一章的分析可知，长期以来我国优抚（荣军）工作始终坚持服务于国防和军队建设，维护优抚工作对象利益的宗旨，依据经济社会发展趋势，不断调整完善政策体系与服务功能，较好地回应了不同时期国家和社会发展对优抚工作的任务要求，为国防和军队现代化建设以及维护社会稳定做出了积极贡献。

在当前经济社会快速发展、国防和军队建设全面推进的新形势下，传统的优抚（荣军）工作模式与当前优抚（荣军）工作对象日益增长的个性化、多元化需求之间产生较大差距。为进一步完善优抚工作体系，提高优抚对象服务保障水平，实现优抚工作创新发展，以广东省为代表的各地区积极探索新时期优抚（荣军）社会工作模式和优抚工作创新发展路径，并取得了丰富的探索经验。为进一步深入分析优抚（荣军）社会工作的未来发展方向和路径，以下拟从新时期优抚（荣军）社会工作发展所面临的形势分析切入，为优抚（荣

军)社会工作的发展提出参考建议。

(一)优抚(荣军)服务供给机制创新要求

当前,我国优抚工作体系主要包括政策优待抚恤、社会褒扬、双拥活动、优抚事业单位服务等方面,由各级民政部门负责政策制定与执行,一定程度上承担了裁判员和运动员的双重角色。而我国优抚工作又兼具范围广、分类细、内容多的特点,在处理历史遗留问题的同时,还须因应经济社会的快速变化进行及时调整完善,因而民政优抚部门的工作一直极为繁重,整体规划和体系建设工作欠缺,长此以往不利于优抚工作规范化、系统化发展。

作为优抚(荣军)服务传统阵地的优抚事业单位目前主要承担为孤老、伤病残退役军人等优抚对象提供医疗、供养服务的职责,但长期以来因其建设与发展没有完全纳入国家和地方发展规划,管理体制和运行机制滞后于国家有关改革进程,创新发展动力不足;各地优抚事业单位又程度不同地存在经费投入不足、设施设备老化、专业人才缺乏、技术水平落后等问题,使其与当前优抚工作创新发展和供养对象需求增长的要求之间存在一定差距。[1]

国家确定推进治理体系建设和治理能力现代化的目标,以及当前社会建设发展趋势,对优抚工作体制创新提出新要求,即不能仅依赖于政府行政管理的工作模式,而应积极引导社会组织、企事业单位、社区、个人等社会力量参与优抚工作,构建政府主导、市场引导、社会充分参与的优抚服务供给机制。

近年来,随着社会治理创新,广东、上海、浙江等地区积极探索优抚工作社会化等体制创新措施,通过政府购买服务、落实社区网格化治理、引导培育志愿者群体等多种方式,将满足优抚对象专业化、个性化、常态化服务需求的功能向社区和社会组织转移,通过社工、

---

[1] 参见广东省民政厅《转发民政部关于加强优抚事业单位能力建设的意见》,见广东省民政厅网站(http://www.gdmz.gov.cn/gdmz/yfdx/2013-09/22/content_d69af2c552cd481fa0c477bf008a5598.shtml)。

社会组织、社区的"三社联动模式",开展切合优抚对象实际需求的服务活动,重塑并加强拥军优属,尊重关爱共和国功臣的社会氛围,取得了良好的实践效果,这也为优抚(荣军)社会工作在更大范围内的推进和实施提供了现实借鉴。

(二)优抚(荣军)服务需求发展要求

广义优抚对象层面,陈建平在 2013 年于湖南省开展的优抚安置对象需求调研中提出了当前优抚安置对象对服务管理的需求主要体现在维护权益、生活照料、精神慰藉和社会荣誉四方面。[①] 郑怿也在 2011 年针对上海虹口区重点优抚对象开展的需求调研中从生理需求、安全需求、社交需求、尊重需求和自我实现需求五方面提出影响优抚对象需求变化的因素。[②] 从这两例实地调研,结合各地优抚工作重点难点问题可知,当前广义优抚对象服务需求主要体现在,优待抚恤水平有待提高,医疗、住房等保障性措施有待增强,照料和社会交往不足,社会尊重获得感相对较低。特别值得关注的是,以上两例研究均有发现。首先,广义优抚对象对优抚政策的了解普遍不足,导致其缺乏通过现有政策维护自身利益的意识,而片面甚至盲目地比较不同地域、城乡、群体的优待抚恤水平,形成落差,从而引发比较性优待抚恤获得感不足。其次,随着抚恤优待对象老龄化进程,他们对生活照顾、社会交往、精神慰藉方面也存在普遍需求,尤其在空巢、高龄优抚对象方面,因缺乏相对固定的慰问、探访、日常交流照料机制,部分优抚对象出现社会疏离,甚至排斥抵抗情绪,对优抚工作大局不利。最后,和平建设时期,拥军优属氛围不足,优抚对象荣誉感降低,与从军报国、为国奉献的初衷形成较大落差,一定程度上不仅影响优抚对象的社会参与及对优抚工作的满意度,甚至引发社会问题。

院舍休养荣军的服务需求方面,根据第一章针对荣军医院荣军群

---

① 参见陈建平《当前优抚安置对象的服务管理需求研究》(学位论文),湖南师范大学 2013 年。
② 参见郑怿《优抚对象需求分析及对策——以上海市虹口区为例》(学位论文),复旦大学 2011 年。

体的分析可知，院舍休养荣军以 50 岁及以上的中老年为主，长期入院甚至卧病在床，生活照顾需求主要依赖院内服务；个人情感、心理需求多以压抑、被动方式处理；长年院舍生活，他们的兴趣爱好缺乏，对文娱康乐活动存在一定需求，对社会交往、精神慰藉也存在需求并期望有志愿者活动、陪伴。此外，张佃珍、田昭鸾 2011 年在山东青州荣军医院针对老年荣军所开展的生命质量量表调查及影响因素分析发现，与老年荣军生命质量关联较大的影响因素有人际关系、负性事件（即有负面影响的事件）、兴趣爱好等。另外，性别、体育锻炼、婚姻状况、医护态度、性格特点等也在一定程度上影响他们的生命质量。①

由此可见，在优抚医院等单位进行治疗休养的荣军，生活照料、医疗康复、抚恤保障等生理、安全层面的需求在原有政策框架和荣军医院服务功能中能够获得满足，但心理辅导、精神慰藉、社会交往、尊重与自我价值实现层面的需求与现有优抚服务之间仍有较大差距，亟待补充。优抚（荣军）社会工作对此则能发挥专业优势，从个体层面及时跟进动态需求，开展个别辅导；同时，开展预防、治疗或支持性小组工作，促进荣军群体之间的互助与支持；在社会层面，链接资源，调动志愿者、服务机构以及其他专业群体共同参与荣军服务，促进荣军与社会的联系与交往，打破有形的界限，建立无限的联结。

（三）优抚（荣军）服务广度与深度要求

近年来，民政部及各地政府加大工作力度，持续完善优抚政策体系，扩大优抚对象支持范围，使曾参与国家解放和建设的奉献者们共享经济社会发展成果。例如，2007 年国家提高部分优抚对象补助标准并扩大定量补助范围，首次将 1954 年后参军并参战的部分退役人员和参加核试验的退役人员列入定期定量补助实施的范围。② 2011

---

① 参见张佃珍、田昭鸾《某荣军医院老年人生命质量调查及影响分析》，载《中国社区医师》2011 年第 27 期。
② 参见新华社《党中央、国务院就做好优抚对象和军队退役人员工作做出重大决策 8 月 1 日起提高部分优抚对象抚恤补助标准》，见搜狐新闻网站（http://news.sohu.com/20070723/n251194230.shtml/2007 - 07 - 23）。

年，民政部颁布《光荣院管理办法》，规定扩大集中供养对象的范围，将孤老因公牺牲军人遗属、孤老病故军人遗属、孤老西路军红军老战士、孤老红军失散人员、孤老退伍军人等纳入政策框架。① 2013年，青岛市出台《青岛市孤老残障优抚对象供养实施细则》，扩大"孤老残障"优抚对象的供养范围。将一级至四级残疾军人，无劳动能力，无法定赡养人、扶养人、抚养人，或者法定赡养人、扶养人、抚养人无赡养、扶养、抚养能力的优抚对象以及有法定赡养人、扶养人、抚养人，但年龄在60周岁以上生活不能自理或半自理的优抚对象均纳入供养范围。②

此外，优抚（荣军）工作重点也由优待抚恤政策落实向服务型深入发展，这一点与优抚对象需求变化相辅相成，具体体现在政策宣教、权益维护、精神抚慰、心理辅导、生活照料、医疗、就业支持、持续性国防教育与拥军活动等方面。

在当前城乡、地域优抚政策落实情况依然存在较大差异的前提下，开展优抚（荣军）社会工作，促进优抚（荣军）服务深入发展，通过专业化、人性化的服务功能弥补政策薄弱环节，调和信息不对称和供需差异引发的矛盾，无疑也是促进当前优抚（荣军）服务广度和深度发展的有效途径。

二、优抚（荣军）社会工作发展方向建议

（一）发挥优势，促进优抚（荣军）服务机制创新

综观优抚（荣军）工作面临的形势和发展趋势可知，随着社会治理创新、政府职能转移、优抚工作机制创新进程的推进，优抚（荣军）社会工作作为弥合政策资源与社会资源联结不足、传统服务

---

① 参见民政部《光荣院管理办法》，见广东省民政厅网站（http://www.gdmz.gov.cn/gdmz/fxsydw2/2013 – 09/17/content _ d392486c5e254937ad9a04004381f227. shtml/2013 – 09 – 17）。

② 参见张晋《部分优抚对象供养范围扩大》，载《青岛日报》2013年10月17日。

与现实需求之间差距的有效手法,可广泛应用于优抚(荣军)工作场域。民政优抚工作部门应因势利导,一方面积极引导社会力量发挥在专业服务、资源调动、社区工作方面的优势,出台相关政策引导其积极参与优抚(荣军)服务机制创新进程;另一方面贯彻落实民政部 2013 年发布《关于加强优抚事业单位能力建设的意见》的各项部署,引导以广东省第一荣军医院为代表的优抚事业单位加强自身建设,鼓励其通过政府购买、合作共建、发展社工人才队伍等方式,吸纳、应用优抚(荣军)社会工作方法,促进优抚(荣军)服务供给格局的健康发展。

各方在推进优抚(荣军)社会工作时应注意探索促进政府与市场、政府与社会的互动联合机制,构建政府政策主导、社会服务参与、市场资源协同的工作格局,建立资源配置、服务供给、监督执行的有效机制,促进优抚(荣军)工作从管理型向服务型转型。

(二)分层分类,满足优抚(荣军)服务对象多元需求

如前所述,优抚(荣军)服务对象存在范围广、分类细的特点,服务需求多元,为此应分层分类设计开展服务。首先,应区分其需求差异,通过政策资源、专业资源、社会资源的整合调动来予以满足,由于优抚政策体系相对庞杂,优抚社工应加强政策学习,理解并熟悉现有政策框架下已覆盖和已提供的服务支持,避免造成资源的重复浪费;其次,应区分对象的身份差异,以确定其对应的保障机制和服务标准,并对现有政策框架下未能满足的部分,通过筹集社会资源的方式予以补充。此外,在开展需求满足型和问题解决型服务的同时,应注重服务对象能力的提升。根据其实际情况,配套提供教育培训、二次就业、社会适应等服务内容,一方面促进其实现自我价值和恢复社会功能;另一方面推动群体互助,实现助人自助,社会融合。

(三)整合资源,提升优抚(荣军)服务效能

优抚(荣军)服务对象具有特殊性,该服务涉及医疗、康复、心理、社会工作等多个专业,以及残疾人服务、长者服务、优抚工作

等多个领域，因此，须做好各类资源的整合调动。一是依托公共资源，联结政府公共服务管理体系，如街道、社区、居委以及养老、医疗、交通等职能部门，将优抚（荣军）社会工作作为推动政府公共服务资源覆盖和应用的桥梁与纽带；二是调动社会资源，发挥优抚（荣军）社会工作的理念优势，协调企事业单位、社会组织、热心人士、志愿者团队等参与优抚（荣军）服务；三是优化现有资源，优抚（荣军）传统工作体系包含了优抚医院、光荣院、军休服务机构、爱国主义教育基地等多种服务资源，也应进行充分整合、运用，共同致力于优抚（荣军）服务效能的提升。

（四）能力为本，强化自身能力建设

优抚（荣军）服务是一项肩负着重要使命和特殊意义的工作，在大力推动优抚（荣军）社会工作发展的同时，也必须着力加强其从业者、服务单位的能力建设。具体包括，加强价值理念、大局意识培育，使从业者和服务单位充分认识优抚（荣军）服务的重要性和功能定位，牢固树立服务于军队和国防的大局意识，将做好优抚（荣军）服务与维护军事国防建设基础和社会稳定紧密联系，从而在实际服务中保持正确的价值观；加强政策法规学习，由于我国优抚工作历史悠久，政策体系宏大，从业者须正确认识并深刻学习领会，在服务过程中做到准确传递、协助落实政策内容，使优抚对象最终受益；加强专业能力、服务组织能力、资源调配能力的锻炼，夯实专业基础，增强服务的及时性和有效性，切实贯彻全心服务宗旨，提升服务效能。

（五）明确定位，加强本土经验提炼总结

优抚（荣军）社会工作作为一个新兴的工作范畴，在探索实践中需注重本土化经验的总结积累。一方面，优抚（荣军）社会工作在整合资源、提升服务效能方面发挥了积极作用；另一方面，作为后生型服务手法和力量，如何使其在优抚服务单位的原有管理体系中得到融合与发展，如何进一步明晰优抚（荣军）社会工作的功能定位，

如何激发并提升多专业多元服务系统的整合性效能等，仍需在实践中反思总结，从而进一步完善优抚（荣军）社会工作的本土化经验体系。

附　录

附录1　广东省第一荣军医院荣军服务管理暂行规定

为落实医院"荣军至上，服务为本"的服务宗旨，提高住院荣誉军人的服务水平，根据《军人抚恤优待条例》《广东省军人抚恤优待实施办法》和我院相关医疗制度，制定本规定。

第一条　接收与安置

（一）严格按照国家残疾军人安置政策，落实"三见面"（与残疾军人所在部队、残疾军人及其家属见面）的做法，加强与省民政厅安置处、优抚处的请示汇报工作，认真做好广东省户籍一级至四级残疾军人中需要集中安置人员的接收和入院安置工作。

（二）认真贯彻落实国家和上级有关荣军安置法律法规，落实有关优待抚恤政策，定期发放抚恤金及有关补助，确保荣军住院期间的各项权益。

（三）积极做好已婚荣军回原籍安置工作。

（四）积极做好身故荣军的善后及各种抚恤补助工作。

第二条　医疗护理服务

（一）根据荣军伤残情况及身体状况，联合康复科制订科学康复治疗方案，由荣军科监督落实。

（二）及时掌握荣军的病情变化，及时给予治疗，对有特殊病情的荣军要进行特殊治疗和特殊护理。

（三）对精神异常的荣军加强护理照顾，做好防坠床、防自伤工作。

（四）建立荣军会诊制度。

1. 对病情加重的荣军要视病情执行院内会诊制度，及时请院内专家为荣军会诊，必要时通过医务科组织全院大会诊，及时转相关科室治疗。

2. 对超出本院诊治能力的重症荣军，及时通过医务科邀请外院专家进行会诊。

3. 对必须转院治疗的荣军，荣军科要做好和接收医院的病情通报、定期探视工作，做好购买生活必需品、安排陪护、通知家属以及结账等工作。

4. 荣军的抢救工作纳入医院特发性医疗事件二级响应范围。

（五）荣军病房实行分类管理。

1. 伤残情况稳定、身体状况较好的归为居家疗养类。该类荣军不实行住院式管理，给予保健式查房。居家疗养类荣军可参加医院的学习、文娱、旅游等活动和社工组织的活动。

2. 伤残情况稳定、身体有小恙的（如感冒、轻度泌尿感染等）归门诊治疗类。该类荣军参照门诊病人治疗方法，给予一般检查治疗，视身体状况适当参与医院和社工组织的活动。

3. 伤残情况不稳定、身患重病的（伤残情况恶化、患重度泌尿感染、心脑血管疾病急性期等）归住院模式类。该类荣军严格按照住院流程管理，包括护理、治疗、查房、病历书写均按住院要求进行操作。

4. 以上三类模式根据病情变化由科室进行调整。

第三条　日常生活服务

（一）安排护理人员定期清理荣军病房，保持房间卫生整洁。

（二）定时为不能自理的荣军洗澡、通便，定期为荣军理发。

（三）指定专人负责为荣军购买日用品和办理银行存取款、寄取包裹等。

（四）及时协助维修荣军使用的各种轮椅和生活辅具，定期检查家用电器、水电及煤气等安全及使用情况。

（五）协助做好荣军家属来院探望荣军工作，并办理相关手续。

（六）适时组织荣军参加各种文娱活动和外出参观旅游活动。

（七）做好荣军生日庆祝活动。平时生日由科室购买生日礼品庆祝；逢十的整数年份生日的，由医院发放生日慰问金。

第四条 社会工作服务

根据荣军实际需要，社工运用专业的方法和技巧，为休养荣军提供各种个案、小组和社区等专业服务，帮助有需要的荣军解决认知、行为、心理、治疗、社交等问题，全面挖掘荣军个人潜能，培养荣军兴趣，定期开展文体娱乐活动、外出参观及"手拉手"志愿帮扶服务，为荣军提供各种人性化服务，切实满足荣军各种实际需求，努力提高荣军休养生活质量。

第五条 医疗护理管理

（一）荣军要自觉遵守医院及科室制定的有关医疗护理管理制度，治疗时严格遵守医嘱，配合护士按时服药打针，并配合专业人员进行各种康复训练。为确保医疗安全，需自购药品及治疗器械的，应经主管医生或科主任同意。不得私自请院外医生诊治，不得要求医生开与病情无关的药品。

（二）荣军身体出现病情变化要及时报告医生、护士或护理人员，不得隐瞒病情；荣军因病情变化需要转科必须经科主任同意，需要转院的必须经院领导同意。

（三）荣军因病情需要通知家属的，荣军要积极配合。

第六条　作息管理

（一）荣军要自觉遵守作息时间，午休为12时至14时30分，晚休为23时至次日7时。其间，不得大声喧哗及大声播放电视音响，以免影响他人休息。

（二）荣军病房一般情况下不宜留宿他人（包括家属、亲朋好友），探访人员前来探望时必须到护士站登记并在晚上10时前离开。

第七条　请假与探亲

（一）荣军离院外出必须向值班医生请假，经批准后方可外出并按时返院。外出时间超过半天的，须经科主任批准；需要在外过夜的，须经科主任审定并报院主管领导同意方可外出，未经批准不得在外住宿；亲朋好友邀请外出的，必须由邀请人来院亲自接送并办理有关请假手续。

（二）荣军要求回乡探亲必须由本人申请，经科主任审定后报院领导同意。荣军是否适合回乡要由科室主任审定。荣军回乡必须由亲人来院接送，并填写保证书负责保证荣军安全。

（三）荣军根据身体状况和实际需要，每年可适当请假回家探亲，一般每次回家时间不宜超过两个月，如有特殊情况需要延长探亲时间的要提前报告科室并说明理由。

（四）荣军每年可享受两次往返探亲路费补助，荣军回乡探亲如有需要可由院派车送到车站（码头）。

（五）荣军家属（指父母、胞兄弟姐妹等直系亲属）来院探望荣军，需要遵守和执行《医院招待所管理规定》。

（六）荣军家属来院探望时要提前向值班医生申请并核准人数、住宿时间，来院后要办理有关登记手续。荣军家属住宿由总务科安排。

第八条　日常行为规范

（一）荣军要自觉遵守国家法律法规和医院各项规章制度，发扬部队优良传统，服从医院管理，维护荣誉军人的荣誉。

（二）荣军要自觉维护医院、病房正常医疗、生活秩序，爱护医院设施、公物，基本做到规范统一，不得随意移动病房的设施、设备。

（三）荣军要注意个人卫生，保持病房清洁整齐美观，物品摆放要整齐有序、基本一致，不乱丢乱放，杂物要及时清理。

（四）荣军之间要和睦相处、团结互助，讲求真善美，杜绝假恶丑，不参加赌博，不传阅黄色书刊，不搞封建迷信，不搞非法组织。

（五）提倡健康网络，有规律上网和玩游戏，不浏览黄色反动网站、视频，不传播各种谣言和乱发表意见，做到正常作息不熬夜。

（六）党员荣军要起模范表率作用，履行党员义务和权利；有活动能力的荣军要自觉参加医院及科室组织的各种活动。

（七）荣军要自觉配合医院、科室做好各种慰问活动，做到着装整洁、语言和蔼、热情有礼。

第九条 安全管理

（一）荣军要自觉加强安全事故防范意识，个人财物要保管好，病房不得存放大量现金或贵重物品，以免失窃被盗。

（二）荣军及家属要按规定使用各种电器、煤气，注意防火、防煤气泄漏；不得在床上抽烟，不得在房间内焚烧物品，不得靠近床边点烧蚊香；不得私自拉接电线、网络线、电话线、电插座；严禁使用大功率电炉、电炒锅、电热毯；不得随意移动病房内的水、电、空调设施。使用超过500瓦电器要请院电工鉴定方可使用。

（三）荣军要配合医院做好各种辅助用具的定期保养维修，手摇三轮车（含电动）、电动轮椅等要严格按限速使用并遵守交通规则，以免发生意外事故。

第十条 文娱活动

（一）医院（科室）定期组织和举行各类有益荣军身心健康的社

工小组及文娱活动，提供必要的活动场所和活动设施。荣军可根据身体状况和爱好积极参与，提高身体素质，丰富自己的文化生活。

（二）荣军应积极参加和配合医院举行的各类拥军慰问活动，积极参加各科室的"手拉手"结对帮扶活动。

第十一条 奖励与处罚

（一）对以下行为进行相应的奖励：

1. 医院每年在荣军中开展评比优秀休养员活动。在荣军中起到模范带头作用、表现突出的，经过全体荣军推选被评为优秀休养员后，医院给予适当的奖励。

2. 医院对在荣军服务工作中成绩特别突出的，在荣军康复治疗上取得重大技术突破的，或在拥军优属工作中有重大立功表现的医护人员、管理人员给予奖励。

3. 医院鼓励荣军发挥所长，积极从事力所能的工作，并给予一定报酬。

（二）对以下行为进行相应的处罚：

1. 对违反本规定的医护人员、管理工作人员、护理员，视情节轻重分别按医院考核等制度给予批评教育、经济处罚以及党纪政纪处分。

2. 对违反本规定的荣军，视情节轻重分别给予批评教育和纪律处分。

本规定在 2007 年 5 月 28 日制定并经广东省民政厅同意实施，2009 年、2014 年两次修订并经荣军医院办公会议审定执行。

附录2 广东省第一荣军医院社工科最新制度汇编

一、社工科部门职责

1. 贯彻执行国家有关社会工作的方针、政策和法律、法规。
2. 研究并提出医院社会工作的发展规划、政策措施。
3. 组织对购买服务社会工作机构和社会工作项目的绩效评估。
4. 拟定本院各类社会工作岗位的设置标准。
5. 指导本院开展社会工作。
6. 指导和协调本院员工参加社工职业资格考试。
7. 完成院领导交办的其他任务。

二、社工科科长职责

1. 在分管院领导带领下，全面负责社工科工作。
2. 负责医院社会工作理念的普及、社会工作相关知识和实训基地的培训工作。
3. 负责制订医院社会工作的发展计划及目标。
4. 负责制订全院各类服务对象的社会工作方案和发展规划，整合相关社会服务资源，拓展服务领域，保证服务质量。
5. 负责制订本科室年度计划、总结及各类实施方案等工作，并根据计划指导安排布置工作，保证计划的落实。
6. 负责全院社工服务情况（含购买服务项目）的评估实施。
7. 负责所属人员的考勤、考核，以及办公用品和设备设施等管理工作。
8. 完成上级布置的其他任务。
9. 副科长协助科长做好社工科的各项工作。

三、社工科工作人员职责

1. 负责开展社工个案工作。根据服务对象（荣军）的实际情况，针对他们的不同需要，运用个案辅导技巧协助服务对象（荣军）更好地接受当前的身体情况，并更多地认识自己的优势，发挥自己的潜能，更好地生活。

2. 负责开展社工荣军家属支援服务。联结荣军家庭，增强家庭支援力量。

3. 负责开展小组工作。发掘和培养服务对象（荣军）的兴趣，使荣军增加更多的生活体验；丰富住院荣军的生活元素，提升住院荣军的生活质量。

4. 负责开展社工志愿服务和日常活动工作。链接院内外志愿者资源，鼓励并组织荣军参与社区志愿活动。定期组织各种文体活动，满足荣军身心发展需求。

5. 开展院内员工支援服务。建立员工支援系统，协助医护人员疏导工作压力和调适情绪。

6. 协助正副科长起草医院社工服务的各种文件，负责本科室公文的收发、登记、归档等工作。

7. 完成科长、副科长交办的其他工作。

四、社工科个案管理制度

1. 在医院内休养的荣军或接受治疗的病人都可以成为社工个案服务对象。在编荣军要作为长期个案处理，临时疗养荣军或住院病人则按住院时间长短个别处理。

2. 个案工作过程：接案阶段、资料收集、分析与诊断、服务或者治疗计划、介入处理、评估及修订服务方案、结案、反思（检讨）。具体如第158页的"社工个案工作服务一般流程"图所示。

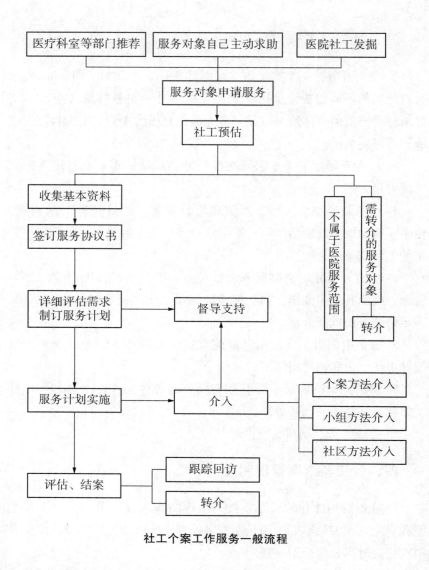

社工个案工作服务一般流程

3. 社工科为荣军（或病人）建立个人资料档案，社工需及时跟踪个案情况并填写相关档案资料。

4. 个案的基本个人资料应当保密，不得随意透露或传（借）阅相关记录资料和信息。

5. 社工科每两周召开一次个案督导会议，由专业督导顾问对社工进行个案督导。

6. 如有新入院荣军，需马上做好介入、建立关系等工作。对新入院荣军开展个案工作。

7. 如有荣军办理离院手续，需做结案评估并填写结案报告，及时将相关记录文件归档。

五、社工督导制度

（一）社工科每两周进行一次专业督导。

（二）专业督导由院聘专业督导顾问（或机构专业督导）对社工进行督导。

（三）督导职责。

1. 指导社工开展专业服务，对优抚工作进行跟进和检讨。

2. 协助社工处理与工作有关的问题，帮助社工获得对专业的价值感和认同感，保持工作热情。

3. 对社工职业素质和专业素质进行指导和训练。

（四）督导形式。

1. 个别督导。由督导顾问对社工一对一的督导。

2. 小组督导。由督导顾问和多名社工一起进行督导，共同讨论相关问题。

（五）每两个月了解社工督导情况及社工学习情况，进行专题小结并提出督导改进意见。

六、志愿者（义工）管理制度

为有效整合院内外志愿者（义工）资源，合理有序引导志愿者参加医院的志愿服务活动，医院实施志愿者登记管理制度。

（一）志愿者组织机构。根据医院内志愿服务活动的情况，由社工科具体负责志愿者的组织和管理工作。

（二）志愿者守则。

1. 自愿参加社工科组织的志愿服务。

2. 认同社会工作的理念，耐心、细心、真诚、平等地对待服务对象。

3. 服务对象所有资料需保密。

4. 遵守社工科安排，有组织有计划开展志愿服务活动，不得自做主张开展活动。

5. 如不能按时参加已计划的活动，需事先通知相关负责人。

（三）志愿者服务培训。社工科针对服务对象的特殊性和服务内容的不同，为每名志愿者进行一定时数的志愿服务培训。志愿者需参加志愿服务培训，以了解服务对象的一般特点和社会工作的工作理念、工作方法，从而更好地做好志愿服务工作。

（四）志愿者激励制度。

1. 社工科在每次志愿服务结束后，为志愿者记录服务情况。记录册要写有志愿服务时数、内容及成效。

2. 社工科为每位志愿者登记好志愿服务时数。参与志愿服务培训时数亦作为志愿服务时数登记。

3. 社工科每年年底对该年志愿服务进行总评。根据志愿服务时间和成效评选当年的优秀志愿者，由院方统一进行适当的表彰或奖励。

七、社工服务档案管理制度

为了加强档案管理，充分发挥档案的作用，根据《中华人民共和国档案法》及其实施办法和医院有关管理规定，制定本管理制度。

（一）社工服务档案种类。

1. 各种社工会议或培训文件。

2. 社工服务绩效考评材料。

3. 项目档案，如：项目概况、背景材料；项目书；协议、合同；项目进度报告；财务类材料；项目执行材料；项目执行期间的来往信函；项目音像资料；媒体报道资料；等等。

4. 各种社工服务管理文件。

5. 各社工在工作中形成的文件，如：各领域前期调研资料、督导记录、会议资料、个案记录、小组计划及报告、各类活动计划和报告、季度与年度总结等。

（二）档案保管期限和密级的划分。

1. 保管期限根据被鉴定档案的价值确定，一般分为永久和定期两种，定期又分为长期和短期两种，即分为永久、长期和短期（15年以下）三种保管期限，定期档案据实际情况划分若干具体年限。（档案保管期限根据"标准档案保管期限表"划分，根据具体情况结合档案保管期限表划分社工服务档案保管期限）。

2. 档案的密级分为普通档案、秘密档案和绝密档案。

（1）普通档案可办理借阅、复印；

（2）秘密档案须经部门负责人批准方可借阅、复印；

（3）绝密档案须经院长批准方可借阅。

（三）档案接收制度。

1. 定期收集各位社工在工作中形成的，经过整理立卷，具有保存价值的不同载体的文件材料。

2. 接收归档的案卷必须保证质量，应符合下列要求：

（1）应归档的文件材料齐全完整；

（2）文件按其内容的联系，合理整理、立卷；

（3）归档的文件材料，保持文件之间的历史联系，区分保存价值，分类整理、立卷，案卷标题简明确切，便于保管和利用。

3. 接收档案时间和手续：

（1）随时接收各社工领域形成的各种文件、资料；

（2）接收档案必须履行手续，填写移交清单，一式三份，注明移交内容、移交数量和移交时间，交接双方要签名。

（四）档案管理制度。

1. 按照档案形成的特点，保持档案之间的历史联系，充分利用原有基础，使整理出的档案能够反映各领域活动的真实面貌，便于保管和利用。

2. 对接收按要求整理好的档案进一步系统化。

3. 定期对档案进行全面整理。

（五）档案的修破补充制度。

1. 已归档的档案如需更改，须经主管领导批准。填写更改单后，方可更改。一律不得在原件上随意修改。

2. 修改内容较少时，可直接在原件上修改，但要注明"修改标记"。

3. 如遇修改内容较多或原件需报废时，应另出新件代替，并在备注中注明。

（六）档案保管制度。

1. 档案管理人员外出时，须锁好档案柜、门窗。

2. 案卷入库时应检查清单、物品是否相符。以件为单位，按不同门类、载体，依档案顺序排列。

3. 案卷应依档案顺序排放，库房柜架须编顺序号，各柜应有档案资料存放标注。

4. 档案工作人员要认真做好档案资料的安全保卫和保密工作。

（七）档案借阅制度。

1. 凡需借阅档案者，必须履行借阅登记手续，并有义务将利用效果反馈给档案管理人员。

2. 社工实习生或（准）社工借阅本科档案时，须经社工科或部门负责人批准。

3. 社工科以外的单位借阅档案时，需要经过社工科负责人批准，并按有关规定办理借阅手续。

4. 凡属永久保存的档案原件和绝密级的档案原则上不准借出，只能在档案室查阅。

5. 保密级的档案，未经批准不得复制、摘抄、转借他人或公开展览等。需要时可提出申请，经部门主管领导批准，方可进行上述工作。

6. 所需查阅的档案材料一般不得携出档案室。

7. 借阅者对所借档案材料要确保安全、完整，不得涂改、勾画、转借和拆卷，如发现损坏档案，视情节给予处理。

8. 借用档案材料，应及时归还，不得长期放置个人手中或超过规定时间。

9. 如遇借阅人员将档案丢失，应及时报告主管部门，写出书面材料，以利于及时采取措施。

八、社工实习（实训）工作制度

为落实广东省委、省政府关于进一步加强社会工作人才队伍建设试点工作的要求和部署，荣军医院被广东省民政厅确定为省内社会工作实训基地之一，同时与广东省民政职业技术学校等院校建立了实习生交流学习机制，定期安排实习生和学员前来医院交流、学习和实习（实训）。为做好实习、交流工作，现制定如下工作制度。

（一）目的、范围和内容。

1. 实习目的：社工实习生在实习督导的指导下，运用所学的知识和技巧，开展社会工作服务，从而提高专业能力，增强自我了解和专业成长。

2. 适用范围：包括相关高校、民政学校社工专业学生以及各民政优抚医疗服务单位社工和实际工作人员。

3. 实习内容：实习内容主要根据实习学生的实习计划和相关人员的培训计划而制定。实习计划包括实习内容、时间和进度要求，根据他们的学习程度和专业能力设计不同的实习课程，并及时进行学习评估和调整，满足实习和培训人员的需要。

（二）学习安排。

1. 实习准备。根据实习学校与荣军医院的协议和统一安排，与荣军医院协商有关实习计划；相关人员的培训，要制订具体培训计划和课程内容要求。荣军医院负责做好相应的准备工作。

2. 实习要求。学校的实习生按时到荣军医院报到，进行合理分组，在督导老师的指导下开展实习和跟班服务，安排必要的参观、培训和考核，并定期提交实习体会和报告。

3. 实习总结和评估。实习结束后，实习生要同督导一起总结和评估学生的实习表现，完成学习报告，并将相关实习材料交学校负责人或老师。对参加培训人员，要进行相应的专业考核，并颁布培训报告书（或证书）。

4. 实习责任。

（1）实习生要自觉遵守荣军医院的规章制度和社工服务制度，对指定的工作要认真负责，发挥主动性，虚心向学，能与其他社工建立良好的人际关系。

（2）要尊重服务对象，保守服务对象秘密，不利用专业关系谋取私利或损害服务对象的权益。

（3）实习生要服从督导老师的安排，主动向督导汇报实习中遇到的问题，按时完成实习作业和任务，虚心接受督导的指导和建议。

（4）实习督导要负责与学校进行沟通，确定实习的目标、计划和内容，并有针对性地指导实习生开展实习，定期给予督导、评估，确保实际目标的完成。

5. 督导与考核。一般情况下，督导每周至少与实习生进行一次督导，每次时间不少于30分钟。督导方式可以是个别面谈或团体会谈。督导要定期对实习进展情况进行评估，评估的方式包括听取报告、观察、服务对象和工作人员意见反馈等。实习结束后，实习生要完成实习报告，督导要对实习生的表现进行总体评价。

6. 实习时间、活动（会议）及其他。

（1）实习时间：实习生原则上要安排工作时间开展实习，上午8时至12时，下午2时30分至5时30分。必要时也可在周末或晚上开展工作，具体由督导老师和社工负责人视情况进行安排。

（2）会议和活动。如无特殊要求，实习生应参加社工科的工作会议、学习培训和其他集体活动。因故不能参加的要请假，否则视为缺勤。

（3）档案和记录。一般情况下，实习生不得私自查阅服务对象的档案和记录，不得使用录音或录像进行记录。确因工作需要的，应事先征得社工科负责人同意。

（4）考勤和请假。实习生每周填写"广东省第一荣军医院实习生考勤表",并交社工科负责人和督导签名。因事或病不能到岗的,必须请假。

(5)安全和处置。实习生在实习期间,如发生对自身或他人人身、财产安全构成威胁的情况,应及时向社工科或督导报告和求助,不得瞒报或私自处置;否则,追究相关责任。

(6)终止实习。如实习生的行为对他人产生伤害,严重影响服务对象和荣军医院的利益,或触犯法律,必须立即终止实习工作。如果实习生违反荣军医院纪律,经督导的反复警告教育后仍不悔改,应终止实习交流。

附录3　广东省第一荣军医院结对服务荣军制度

荣军服务是广东省第一荣军医院的宗旨服务和中心工作。为继续深化医院荣军分类服务模式,提升荣军服务保障水平,开展全院科室结对服务荣军活动,现根据荣军医院实际情况制定如下制度。

一、"手拉手"结对帮扶服务

1. 服务内容。"手拉手"结对帮扶服务是指除荣军科、社工科外,院内各科室均与休养荣军结成"一对一"或"一对二"的结对服务关系。结对科室通过定期探访、慰问、联谊等方式,深入了解荣军的家庭情况和真实需求,宣传优抚政策和法律法规,协助荣军医院做好解释工作,帮助荣军解决实际困难以及更好地做好荣军服务工作,确保荣军身心健康和思想稳定。

2. 服务方式。根据荣军需要,结对科室开展"五个一"服务计划,即每月至少一次走访活动、建立一个服务登记反馈册、举行一次生日(过节)庆祝活动、为荣军办一件实事好事、请荣军提一次工作意见或建议。结对科室开展活动时，可自行联系荣军或通过荣军科、社工科人员进行联系。需要陪伴荣军外出活动（离开医院）的，要向荣军科请假备案。若发现荣军非正常表现或情绪时，需及时将情况告知荣军科或社工科，重大情况要及时上报院领导处理。探访或活动结束后，要及时填写服务登记反馈册。

3. 服务要求。各科室要重视"手拉手"志愿服务工作，要将该工作与日常工作考核结合起来，大力支持科室员工做好结对工作。对结对荣军遇到的困难或问题，要结合实际想方设法给予解决，为荣军提供优质满意的服务。

二、临床科室荣军诊疗服务

1. 服务内容。以门诊部、内科、外科、康复一科、康复二科、康复三科等为单位参与结对诊疗；参加人员主要为科室正、副主任，护士长及中级以上职称专业技术人员。

2. 服务方式。临床科室参加人员负责定期赴荣军科了解荣军基础疾病、主要并发症等情况，参与协助荣军科对荣军的诊疗、建立每个荣军的病情诊疗计划与转归记录。

3. 服务要求。每半月一次，每次半天。荣军科陪同诊疗并介绍病情，建立记录本并填写时间、参加人员、诊疗对象、主要病情评估及诊疗意见等。

三、结对服务荣军的考核

由院领导、医务科、护理部、社工科等组成检查组，每半年负责对结对荣军服务落实情况进行检查，包括查记录、诊疗对象问卷调查及荣军科评价意见等。年终对实施制度到位、取得突出成绩的科室予以表彰和奖励。

附录4 广东省第一荣军医院调研安排

一、社工科座谈

广州市中大社工服务中心参与人员：贺立平、田甜、林海萍、赵舒倩

访谈提纲：详见本书附录6

二、荣军代表深度访谈

广州市中大社工服务中心参与人员：朱羽、杨萍、方桂阳、赵小孟

荣军代表抽样：30～40 岁　　2 名　　（负责社工：杨　萍）
　　　　　　　41～50 岁　　2 名　　（负责社工：方桂阳）
　　　　　　　51～60 岁　　2 名　　（负责社工：赵小孟）
　　　　　　　61 岁及以上　2 名　　（负责社工：朱　羽）

（备注：①请社工科协调 8 名荣军代表，社工可进入房间进行访谈，每位荣军访谈时间为 30 分钟，每位社工负责访谈 2 位荣军。②社工到位后，先进行有关访谈注意事项等事宜的碰头会。）

三、广州市中大社工服务中心参与人员简介

贺立平：理事长　中山大学社会学与人类学学院副教授　本土督导

田　甜：执行院长　社工师　社会学硕士　本土督导
林海萍：香港中文大学社会工作硕士　香港注册社工
朱　羽：社工师　助理督导
杨　萍：助理社工师　华东师范大学社会工作硕士
赵小孟：中山大学社会工作专业在读研究生

赵舒倩：中山大学社会工作专业在读研究生

方桂阳：中山大学社会工作专业在读研究生

附录5 残疾荣军社会工作服务调查问卷（广东省第一荣军医院）

敬爱的军人朋友：

您好！我们是广州市中大社工服务中心的社工，为提高荣军社会工作的服务质量，组织本次问卷调查，希望得到您的支持与协助。该问卷数据只用于统计分析，我们确保会对您的资料保密，并采用匿名方式，您只需按照您的真实意愿回答即可，答案没有对错之分。再次感谢您的支持与配合！

广州市中大社工服务中心
二○一六年三月

填写说明：如无特别说明，均为单项选择，请在您认为合适的选项前打"√"。

一、个人基本信息

1. 您的年龄是（　　）。

   A. 40 岁以下　　　　　　B. 40～49 岁

   C. 50～59 岁　　　　　　D. 60 岁以上

2. 您原属（　　）。

   A. 陆军　　　　　　　　B. 空军

   C. 海军　　　　　　　　D. 第二炮兵

   E. 武警

3. 您的户籍是（　　）。

   A. 广东省　　　　　　　B. 非广东省

4. 您的文化程度是（　　）。

A. 小学及以下　　　　　　B. 初中或技校

C. 高中或中专　　　　　　D. 大专

E. 本科或本科以上

5. 您来荣军医院有（　　）。

A. 半年以下　　　　　　　B. 半年到 1 年

C. 1～3 年　　　　　　　　D. 3～5 年

E. 5 年以上

二、家庭情况

1. 家庭成员_____（人）（请注明）。

2. 家人/亲戚（　　）来探望您。

A. 一周一次　　　　　　　B. 一个月一次

C. 三个月一次　　　　　　D. 半年一次

E. 一年一次　　　　　　　F. 几乎没有

三、服务需求

1. 您的兴趣、爱好主要有（　　）。（可多选）

A. 聊天　　　　　　　　　B. 看书/看报

C. 烹饪　　　　　　　　　D. 看电视/电影

E. 上网　　　　　　　　　F. 炒股

G. 唱歌/跳舞　　　　　　　H. 棋牌

I. 书画　　　　　　　　　J. 运动

K. 其他_____（请注明）

2. 您日常的活动有（　　）。（可多选）

A. 读书看报　　　　　　　B. 看电视

C. 下棋打牌　　　　　　　D. 和家人、朋友聊天

E. 进行康复训练　　　　　F. 听音乐、唱歌、画画

G. 其他_____（请注明）

3. 目前您日常生活上遇到的困难是（　　　）。
　　A. 出行不便　　　　　　B. 他人/社会歧视
　　C. 健康娱乐　　　　　　D. 人际交往
　　E. 康复训练　　　　　　F. 恋爱婚姻
　　G. 与社会隔离　　　　　H. 其他_____（请注明）

4. 您在生活中遇到烦恼不顺心的事情会选择（　　　）。
　　A. 找人倾诉　　　　　　B. 直接发泄
　　C. 憋在心里　　　　　　D. 顺其自然
　　E. 找社工交流　　　　　F. 其他_____（请注明）

5. 下列活动中您倾向于参加（　　　）。（可多选）
　　A. 康复训练　　　　　　B. 文娱康乐
　　C. 技能培训　　　　　　D. 情绪疏导情感支持
　　E. 兴趣培养　　　　　　F. 志愿者陪伴
　　G. 其他_____（请注明）

6. 最希望医院和社工为您提供哪些服务，有哪些意见和建议？（请注明）

_____
_____
_____

　　如果您愿意，请留下您的联系方式，以便我们将服务信息及时反馈给您！同时，我们会做好保密工作！

　　姓名：_____ 联系方式：_____

　　非常感谢您的参与，祝您万事顺心，平安喜乐！

附录6　荣军社会工作服务深度访谈提纲
（广东省第一荣军医院荣军代表）

指导语：欢迎您接受我们这一次的社工服务需求调查，就以下问题进行访谈，我们将以匿名方式统计结果，结果仅用于评估服务和设计新的服务方案。请您如实作答，答案无所谓对错。感谢您的支持与配合。（介绍访谈规则，对于笔录和录音征求同意）

注：访谈者及时肯定被访对象的价值及其对国家和社会做出的贡献，真诚表达我们的敬仰。同时请随身携带纸巾，以备不时之需。

一、访谈主要内容

1. 个人基本信息（姓名、年龄、军种、住院时长、兴趣爱好、日常生活安排等）。

2. 人生回顾（在过往，您印象最深刻的事情是什么？当时给您的感受是什么？最让您觉得骄傲和自豪的事情是什么？原因是什么？您最遗憾和后悔的事情是什么？原因是什么？军人的身份对您来说意味着什么？）

3. 社会支持网络（假如您遇到麻烦，您首先会向谁寻求帮助？父母亲、兄弟姐妹、亲戚朋友、医院或其他社会组织？你们平时联系多吗？您会找社工吗？找或不找的原因是什么？您在荣军医院里与谁最聊得来，原因是什么？）

4. 优抚服务需求（来到荣军医院后，什么时候是最开心的时候？当时发生了什么？最不开心的时候是什么时候？原因是什么？参加过的服务类型有哪些？是否满意？您觉得社工的服务给您的生活带来了什么变化？您觉得哪些变化是好的，哪些是不好的？最需要改善的服务是什么？您现在最想做但是没有做的事情是什么？）

二、访谈规则说明

1. 您的意见没有对与错之分，您是如何想的就如何说；您可以积极地发表自己的意见或观点。

2. 您的意见很重要，因为您的意见可能代表着其他与您有相似背景的军人的意见，同时您的意见将会帮助我们设计更切合您需要的服务。

3. 为了能在预定时间内完成访谈，主持社工可能会在适当时候打断您的发言，希望您可以谅解。

4. 本次访谈内容仅用于服务需求调查，我们将对访谈内容保密，请您放心。

附录7 "广东省第一荣军医院社工服务介入与研究项目"启动通讯

2016年3月18日上午10时，以田甜、林海萍、朱羽、杨萍、李明恩组成的工作团队出席广东省第一荣军医院"社工宣传周暨购买服务项目推介会"。推介会由荣军医院社工科韩家念科长主持。该院叶焕源副院长出席并做主题讲话，介绍了为进一步加强荣军服务、满足荣军优抚工作发展需求，通过公开招投标的方式委托广州市中大社工服务中心、广东省启航社会工作支援中心分别开展服务研究和员工培训项目的概况。

广州市中大社工服务中心田甜助理总干事对所承接项目的主要目标、定位和工作计划做概要介绍，并向荣军医院职能部门代表、荣军代表等介绍工作团队。会后，工作团队对在院荣军开展问卷调查和探访，开展荣军需求评估。至此，2016年荣军医院残疾荣军社工服务介入与研究项目正式启动。根据项目计划安排，2016年3—12月，广州市中大社工服务中心将派出工作团队，依据对荣军医院服务与研究需求的系统评估，与其社工科紧密合作，在原有服务经验和资源优势的基础上合作开展特色服务探索，并配套开展社会工作介入与成效反思的行动研究，以此深化荣军医院重残荣军优质服务体系，提升荣军专业服务示范品牌价值。

附录8 服务团队风采

在广东省民政厅的指导下，得力于荣军医院领导层的支持，以及荣军医院社工科与中山大学社会学与人类学学院、广州市中大社工服务中心、益先社会工作研究院研究团队的合作，经过一年多的研究与梳理，本书得以顺利完成。以本书为契机，项目团队打造了专业服务机构与高校合作的研究开发模式，也开启了智库与服务的双向工作模式。以下是服务团队的介绍。

贺立平，男，53岁，博士学历。广州市中大社工服务中心理事长，中山大学社会学与人类学学院副教授，益先社会工作研究院院长，长期投身于社会工作发展，曾获得"2015年度全国十大社工人物"称号。其主要研究领域为社会工作、社会保障、社会福利、社区发展和非营利组织等，著有《让渡空间与拓展空间：政府职能转变中的官方社团研究》一书，多次主编与参编社会工作专业教材，并在国内外有影响力的社科刊物上发表过多篇专业研究论文。其参与的科研项目为广东省市民政部门提供了有效的发展建议。致力研究之余，他更是通过推动广州市中大社工服务中心的发展为社会工作服务领域提供专业服务典范、开拓创新服务项目、促进服务与研究的双轮驱动，堪称社工服务领域的领军人物。

李树红，男，54岁，广东省第一荣军医院党委书记、院长，本科学历，从事基层民政工作30多年，拥有丰富的基层服务经验和实践理论，对民政工作特别是优抚医院服务工作具有独到的见解。在带领医院大力发展康复事业的同时，他高度重视社会工作的实践与创新并取得了良好的成绩，荣军医院曾先后获得"全国社会工作服务示范单位"称号和"广东省社会工作专业人才实训基地"称号。

叶焕源，男，50岁，广东省第一荣军医院行政副院长，本科学历，分管社会工作，长期从事省级优抚医院服务管理工作，业务能力强，协调水平高，他积极带领社工开展荣军社工服务和医务社工服务，成效明显，初步形成了具有本土化特色的社会工作服务模式，较好地推进了荣军医院社会工作服务水平的稳步提升。

韩家念，男，42岁，广东省第一荣军医院社工科长，本科学历，长期参与和负责医院社工服务的探索与实践，积极推动社工本土化服务创新与发展，他专业的服务工作受到荣军与患者的欢迎和好评。曾获得"广东省社工之星"称号，先后在《中国社会工作》等刊物上公开发表社会工作专业文章多篇。

田甜，女，31岁，益先社会工作研究院执行院长，历任广州市中大社工服务中心助理总干事、广州YMCA副主任干事，社会学硕士，中级社工师，社会工作本土督导。自2009年起，她先后从事公益慈善、政府购买服务项目管理、社会服务机构运营管理工作，参与管理、督导家庭综合服务中心、计生倡导、社会组织孵化、社会工作实务课程研发等专项工作，在机构运营、项目管理、社区综合服务方面有丰富经验，并多次参与政策文件、社区和公益服务发展规划编制工作，主持政府、基金会委托研究评估类项目8项；曾赴美国、德国、日本等国家以及香港、台湾地区交流社会服务与研究经验。

朱羽，女，27岁，广州市中大社工服务中心运营保障部部长、益先社会工作研究院研究员，本科学历。拥有多年的社会工作专业服务探索经验，积累了丰富的CBD社区、老城区社区等多元化社会服务经验，曾任广州市天河区、荔湾区家庭综合服务中心项目负责人，统筹家庭综合服务的整体推进与专业发展，所带领的项目组评估成绩位列全区前三。在扎根社区基础性服务的同时，她不断进行服务创新的尝试，如开展抑郁症患者社区志愿项目，探索"医生—社区—社工"合作机制，促进服务对象的改变和发展。

林海萍，女，30岁，广州市中大社工服务中心公关资源部部长、特色项目总监、益先社会工作研究院研究员，研究生学历。毕业于香港中文大学社会工作社会科学硕士课程，曾参与《一玩再玩》《举一玩百》等小组游戏丛书的编写，具有5年的社工服务经验。她在香港从事了2年社工前线服务之后回内地参与社工服务发展。在担任猎德街家庭综合服务中心项目总监期间，她带领团队多次获得优秀的评估成绩，并积极推行多个慈善项目。主要专长于儿童及家庭服务领域。

杨萍，女，28岁，益先社会工作研究院项目主管，硕士毕业于华东师范大学社会工作专业，从事社会工作服务和研究2年多时间，有较丰富的一线社会工作服务经验和一定的研究能力。

参考文献

[1] 李树红，韩家念. 优抚（荣军）社会工作初探［A］//社会工作本色与本土——广东社工发展论坛文集［C］. 广州：［出版者不详］，2013.

[2] 陈建平. 当前优抚安置对象的服务管理需求研究［D］. 长沙：湖南师范大学，2013.

[3] 尹传政. 当代中国的优抚制度研究［D］. 北京：中共中央党校，2013.

[4] 郑怿. 优抚对象需求分析及对策——以上海市虹口区为例［D］. 上海：复旦大学，2011.

[5] 韩家念. "双赢计划"助重残荣军圆就业梦［J］. 中国社会工作，2012（28）.

[6] 田春. 调研与研究：关于加强和改进优抚工作的思考［J］. 调查与研究，2016（8）.

[7] 叶秀萍. 怀旧治疗对荣军休养员幸福度的影响［J］. 现代医院，2013（3）.

[8] 攸谙发. 优抚工作五十年［J］. 中国民政，1999（6）.

[9] 张佃珍，田昭鸾. 某荣军医院老年人生命质量调查及影响分析［J］. 中国社区医师，2011（27）.

[10] 齐海鹏. 社会保障教程［M］. 大连：东北财经大学出版社，2006.

[11] 全国社工职业水平考试教材编写组. 社会工作实务·中级［M］. 北京：中国社会出版社，2016.

[12] 王思斌．社会工作导论［M］．北京：北京大学出版社，1998．

[13] 张洪英．小组工作［M］．济南：山东人民出版社，2015．

[14] 全国社工职业水平考试教材编写组．社会工作综合能力·中级［M］．北京：中国社会出版社，2016．

[15] 隋玉杰，杨静．个案工作［M］．北京：中国人民大学出版社，2007．

[16] 广东省第一荣军医院·医院简介［EB/OL］．广东省第一荣军医院网站（http://www.gddsh.cn/newsShow.aspx?newsTypeId=4&newsId=142,2012-11-14）．

[17] 广东省民政厅．转发民政部关于加强优抚事业单位能力建设的意见［EB/OL］．广东省民政厅网站（http://www.gdmz.gov.cn/gdmz/yfdx/2013-09/22/content_d69af2c552cd481fa0c477bf008a5598.shtml,2013-09-22）．

[18] 民政部．关于批发革命残废军人休养院等四项优抚事业单位管理工作暂行办法（草案）的通知［EB/OL］．法律教育网（http://www.chinalawedu.com/falvfagui/fg22598/21524.shtml,1982-02-01）．

[19] 民政部．光荣院管理办法［EB/OL］．广东省民政厅网站（http://www.gdmz.gov.cn/gdmz/fxsydw2/2013-09/17/content_d392486c5e254937ad9a04004381f227.shtml,2013-09-17）．

[20] 民政部．民政部关于优抚事业单位专项补助经费使用问题的通知［EB/OL］．法律图书馆网（http://www.law-lib.com/law/law_view.asp?id=51010,1989-10-14）．

[21] 民政部．全国革命伤残军人休养院改革试行方案［EB/OL］．法律图书馆网（http://www.law-lib.com/law/law_view.asp?id=48310,1987-05-20）．

[22] 民政部．优抚医院管理办法［EB/OL］．广东省民政厅网站（http://www.gdmz.gov.cn/gdmz/fxsydw2/2013-09/17/content_50603ad0669845899f16b6b45fbfc5d6.shtml,2013-09-17）．

[23] 新华社．党中央、国务院就做好优抚对象和军队退役人员工作

做出重大决策 8 月 1 日起提高部分优抚对象抚恤补助标准 [EB/OL]. 搜狐新闻网站(http://news.sohu.com/20070723/n251194230.shtml,2007-07-23).

[24] 浙江省民政厅. 关于引导社会力量参与优抚服务,促进优抚工作体制创新的意见 [EB/OL]. 浙江省民政厅网站(http://mzt.zj.gov.cn/il.htm?a=si&id=8aaf80154e3ad3bd014e662cf0ae0457&key=main/zxwj,2015-07-07).

[25] 徐玲. 浦东率先探索优抚工作社会化 [N]. 浦东时报,2016-02-01.

[26] 张晋. 部分优抚对象供养范围扩大 [N]. 青岛日报,2013-10-17.

鸣谢单位
（排名不分先后）

民政部社会工作司
广东省民政厅
广东省福利彩票发行中心
广东省社会工作师联合会
香港社会工作研究中心
广州市启创社会工作服务中心
广州市北达博雅社会工作资源中心
广东省启航社会工作支援中心
广州市中大社工服务中心
益先社会工作研究院
广东省民政职业技术学校

后 记

广东省第一荣军医院坐落于新港西路,与中山大学临街而立,在这个城市还未高速发展的时代,两所同称为"校"的机构承担着不同的服务与培育工作。在交通还不太繁忙、车水未成马龙的年代,荣军们常常坐着手摇车到中大校园里散步、踏青,而一批批的中大学子也走进荣军医院,实习、调研,尝试将所学的点滴注入荣军服务的发展。往来之间,联系和渊源便得以建立和积累。

也正是荣军医院和中大的联结与渊源,2016年1月广州市中大社工服务中心通过公开招投标承接了荣军医院"残疾荣军社会工作服务介入与研究"项目,旨在与荣军医院原有服务体系协同,立足残疾荣军需求,合作开展探索性服务。其间,广州市中大社工服务中心再次依托中山大学资源建立益先社会工作研究院,通过"服务+研究"双重模式与荣军医院开展系统合作,对2009年以来荣军服务探索进行经验总结和反思研究,组织开展经验座谈和研讨活动,编辑研究文集。这个项目的开展便是本次中山大学社会学与人类学学院、广州市中大社工服务中心、益先社会工作研究院与荣军医院合作的伊始,而眼前的这本书也便是这段合作的阶段性成果。

初 始

2016年2月,研究团队正式组建,与荣军医院荣军科、社工科等部门进行工作对接,借此机会,笔者也得以接触到这里的社工、医务工作者、护士、康复工作者,当然还有热情的荣军朋友们。

一开始，按照工作计划，项目团队人员分别与荣军医院领导以及其社工科、荣军科工作人员等进行了多次面谈，梳理院方人员对项目的期望和要求，同时了解当前荣军服务的现状，以便就项目团队的工作角色和主要目标与院方领导及相关单位达成共识。在这期间，项目团队工作人员认识了谦逊大度、对荣军医院服务与管理工作经验丰富且有深刻思考的荣军医院领导李树红院长和叶焕源副院长，对荣军的医疗和康复工作有多年经验的荣军科张君忠科长，和蔼可亲、熟悉每一位荣军性格和心理情况的陈越坚书记，热忱专注、对荣军社工服务有丰富探索和思考的社工科韩家念科长，友爱热情、为项目推进提供诸多支持的社工科吴科，以及小文、小方等工作人员。在此后的工作中，我们视彼此为团队伙伴，坦诚分享、支持，共同探讨荣军服务中的经验与困境。

3月初，经由荣军医院组织，项目举行启动仪式，研究团队也与荣军朋友们正式见面；同时，开展需求调研和深度访谈，项目团队人员开始和院内荣军交流，聊家常、聊他们的故事、聊社会的变化。交流之间，荣军们在院荣军的经历、生活处境以及实际需求和困境也渐渐明晰。

探 索

经过近半个月的调研、访谈，项目团队与社工科、荣军科等也进行了多次座谈，一方面整理经验，另一方面寻找可以探索的服务方向。荣军医院作为优抚医院，一方面收治重残荣军，提供医疗康复、生活照料、精神慰藉等服务；另一方面也面向社会提供医疗卫生服务。荣军医院历年来的改革和探索也是全国同类单位发展的一个缩影，传统的优抚政策、优抚事业单位处于经济社会的快速转型、荣军个体需求的发展变化的环境中，如何解放思想、创新服务模式，为长期疗养的荣军打造一个"家"？这是摆在全院团队面前一直思考并努力解决的问题。

带着这样的问题，项目团队人员翻阅了荣军医院历年的服务档案,整理与院方各单位的访谈记录以及荣军的需求调研,同时也针对在院荣军开展个案跟进和小组服务。就这样经过一个多月的时间,项目人员逐渐理清了荣军医院和荣军服务发展的脉络。

国防和军队作为国家安全的重要保障,无数军人为此付出青春和汗水,保卫国家安全,但战斗、训练、伤病也会让一些军人残疾甚至丧失基本生活和劳动能力。我国历来重视军人优抚安置工作,自20世纪20年代红军建立伊始,便已形成良好的拥军优属传统。荣军医院作为履行国家对伤残荣军照顾工作的机构,自新中国成立初期便已设立。

改革开放以来,我国经济社会快速发展,价值、文化日趋多元,荣军们的服务需求也由基本生活照料、医疗康复向能力发展、价值体现、社会认同等更高层面发展,而原有的"入院就医"式的服务已不能满足荣军需求。为此,荣军医院坚持"荣军至上,服务为本"的宗旨,创新服务模式,全面推行人性化服务。主要根据荣军身体状况,进行分类服务管理,其中病情、伤残情况较重的按住院模式服务,病情、伤残状况较轻的按门诊模式服务,伤残情况较轻且病情处于稳定期的按居家疗养模式服务。通过上述模式转变,荣军医院完成了从常规概念的医院向"服务院舍"的转变,既通过动态评估了解荣军的身体状况,及时调整医疗、康复计划,又为身体状况较好的荣军提供自主活动和能力发展的空间。

为配合荣军兴趣发展、能力建设的需要,荣军医院自2009年引入社工服务,其间经历了由购买服务向自主服务的发展,社工服务模式由嵌入式转变为原生式,社工服务团队也由第三方转变为自主培养的内部团队,从而更为灵活地掌握荣军需求,在院内资源调动和合作等方面也更为有效。

社会工作与医院服务的融合是荣军医院的一大探索与创新,社工科承担了对荣军优抚社会工作和对普通就医民众提供医务社会工作的双重职能,在两大领域都进行了积极探索。

在荣军优抚服务方面,荣军医院从"身、心、社、义"四个层面开展生活照顾、医疗康复、个案辅导、兴趣发展、社会交往、能力发展服务，使荣军的自信心和效能感得到提升。

在医务社工服务方面，社工科协同医院各科室，对住院病患开展个案辅导、咨询、健康教育等服务，缓解病患住院期间的情绪压力，及时提供咨询信息，帮助病患适应院内就医过程。

2016年2月至今，研究团队除了定期到荣军医院开展调研、座谈、文献收集等研究性工作，也派出一名中山大学社会工作专业硕士生驻院与荣军医院工作人员一起开展日常服务工作，主要进行个案跟进，策划开展兴趣小组，组织活动。通过实务工作的开展，再结合荣军需求分析进行服务模式反思，让我们对当前荣军服务的创新发展和挑战有了更清晰的理解。

反 思

在荣军医院开展服务与研究工作的这段时间，感受最深的还是院内浓浓的情感联系。很多荣军年轻时便因伤残入住，时间最长的有近40年之久，这荣军楼俨然已成为他们的家。长久的相处，让荣军和医生、护士、护工以及社工之间建立了亲人般的联系。即便是医院其他部门的工作人员，在社工科组织的"一帮一"活动中，也与荣军结成对子，定期带自己的家人来探访荣军，有的还带着孩子一起参与活动。因此，在荣军楼，随时可见工作人员和荣军亲切地打招呼，他们常常贴心交谈甚至一起运动。这种因长久相伴而形成的亲情联系，往往超越了岗位职责等制度性规范对员工的要求，让工作人员由心而发地想荣军所想、急荣军所需。

结合实地调研、文献研究和荣军的服务需求分析，项目团队将荣军医院的服务经验总结为"构建新时期荣军支持网络的全心服务模式"，从理论溯源、服务模式总结、成效评估、案例总结等多个角度进行了论述，并从适用和推广角度对该模式的优势与局限进行了论证。

从观察和分析的角度，荣军医院在现有制度和政策框架下，通过理念塑造、资源动员、模式创新等途径，已为荣军服务做出了最大努力；尤其对那些重度残疾甚至借助器械也不能生活自理的荣军群体，更是如此。荣军医院通过多年的服务坚持和攻坚克难，充分体现了党和国家对荣军群体的关爱。但对于部分年轻、借助器械具备一定生活能力的荣军而言，这种基于院舍模式组织的服务也存在一定局限，尚不能完全满足荣军个体的需求，如荣军的个人能力发展、价值体现、家庭生活需求等。

从正常化理论视角出发，"去院舍化"，通过社区融合让残障人士重新适应社会生活是需要努力的方向。由于荣军服务同时又是一项政治性、政策性、敏感性很强的工作，不能完全做到"去院舍化"，于是荣军医院通过搭建社会资源网络，把社会资源请进来，或者将荣军带出去，通过与社区的互动让荣军的能力获得发展，让他们重拾信心和希望。

尽管荣军医院在上述方面已进行了积极探索，但荣军服务作为一项系统工程仍与优抚制度设计、社会关爱氛围、服务理念和模式创新等密切相关。或许在和平年代，社会对经济发展的关注超过了其他，但人们始终不能忘记为守卫和平年代的安宁而付出青春甚至生命的功臣。因此，要做好荣军优抚工作，需要相关单位持续不懈地探索、反思、创新设计，用心服务，并在社会层面开展教育倡导工作，从制度设计层面完善保障措施，从系统层面营造关爱氛围，使有形的院舍围墙变得无形，用政策、服务、社会关爱编织属于荣军的"全心保障"！

最后，衷心感谢在本书的调研与编辑过程中给予大力支持的荣军医院各级领导，主要有院长李树红、常务副院长喻国雄、副院长叶焕源和肖调华、党委副书记刘利娟；同时，感谢荣军科、社工科、办公室、人事科同事们的辛勤付出，感谢可敬可亲的荣军同志们的积极配合！